ÉTUDE HISTORIQUE ET MÉDICALE

SUR

SAINT-HONORÉ-LES-BAINS

(NIÈVRE)

PAR

Le Dr Henry COLLIN

Médecin consultant.

> L'union de la science contem-
> poraine et de la tradition est la
> première condition du progrès.
> (H. HALLOPEAU).

PARIS

A. PARENT, IMPRIMEUR DE LA FACULTÉ DE MÉDECINE

A. DAVY, successeur

52, RUE MADAME ET RUE MONSIEUR-LE-PRINCE, 14

1885

ÉTUDE HISTORIQUE ET MÉDICALE

SUR

SAINT-HONORÉ-LES-BAINS

(NIÈVRE)

PAR

Le Dr Henry COLLIN

Médecin consultant.

> L'union de la science contem-
> poraine et de la tradition est la
> première condition du progrès.
> (H. HALLOPEAU).

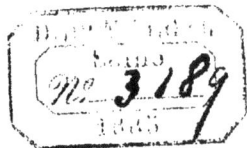

PARIS

A. PARENT, IMPRIMEUR DE LA FACULTÉ DE MÉDECINE
A. DAVY, successeur
52, RUE MADAME ET RUE MONSIEUR-LE-PRINCE, 14

—

1885

A MON PÈRE

Médecin-inspecteur des eaux de Saint-Honoré-les-Bains,
Chevalier de la Légion d'honneur,
Officier d'Académie.

A MA MÈRE

A MON FRÈRE

A MES AMIS

ÉTUDE MÉDICALE

SUR

LES EAUX THERMO-SULFUREUSES, SODIQUES ET ARSENICALES

DE

SAINT-HONORÉ-LES-BAINS

(NIÈVRE)

AVANT-PROPOS.

Depuis le jour où nous avons embrassé la carrière médicale, le but de tous nos efforts a été l'étude et l'application des eaux de Saint-Honoré-les-Bains, station thermale où notre père, le Dr E. Collin, remplit depuis vingt-cinq ans les fonctions de médecin-inspecteur.

Les éléments de ce travail sur cette station thermale nous ont été fournis par tous les auteurs qui se sont occupés du traitement des affections chroniques par les eaux sulfureuses.

Nous les avons également puisés dans les monographies des anciens inspecteurs *Racle* et *Allard*, mais surtout dans les travaux du Dr *E. Collin*, sur les eaux de Saint-Honoré.

C'est, en effet, l'inspecteur actuel qui, après avoir consacré de nombreuses années à lui faire prendre, dans la thérapeutique hydrominérale, la place importante qu'elle occupe actuellement, a voulu nous faire profiter de sa longue expérience en nous donnant ses précieux conseils et en nous fournissant la plupart des matériaux nécessaires à cette étude.

Parmi les observations que nous citerons dans les pages qui vont suivre, quelques-unes sont inédites et ont été recueillies par nous, pendant les deux dernières saisons de 1883-1884.

Les autres ont été empruntées à la collection si nombreuse et si variée réunie par notre père.

Nous avons cru devoir diviser cette étude en quatre parties ou chapitres comprenant :

I. La description générale et l'historique des thermes de Saint-Honoré.

II. L'exposé des propriétés physiques et chimiques de leurs eaux.

III. Leur mode d'administration et les effets physiologiques qu'elles produisent.

IV. Leurs principales applications thérapeutiques, ainsi que leurs contre-indications.

CHAPITRE PREMIER.

DESCRIPTION GÉNÉRALE ET HISTORIQUE.

§ 1ᵉʳ. — *Description générale.*

Le bourg de Saint-Honoré, qui a donné son nom à la station thermale dont nous allons nous occuper, est situé dans le département de la Nièvre, à 10 kilomètres de Remilly (*ligne de Nevers à Chagny*), et à 9 kilomètres de Vandenesse-Saint-Honoré (*ligne de Nevers à Clamecy par Cercy-la-Tour*).

Disposé en amphithéâtre sur les premiers contreforts des montagnes du Morvan qui le dominent à l'E. et au N., à l'origine des vastes plaines qui s'étendent jusqu'à l'horizon, à l'O. et au S.-O., il est environné presque de tous côtés par de nombreuses forêts qu'interrompent çà et là de pittoresques vallées.

Son altitude (302 m.) peu élevée comparativement à celle des autres stations thermales sulfureuses, présente des avantages précieux sur lesquels nous aurons, à plusieurs reprises, l'occasion d'insister dans le cours de ce travail.

A 300 mètres du bourg, en contre-bas d'un vaste parc qui empiète à l'O. sur la plaine et à l'E. sur une butte couronnée de bois de pins et de sapins, s'élève l'établissement thermal bâti sur l'emplacement des anciens thermes romains.

Au point de vue géologique « Saint-Honoré est situé dans les orthophyres à mica noir, traversés par des filons de porphyre à quartz globulaire et de microgranulite » (1).

Ces terrains sont séparés des couches jurassiques de la plaine du Nivernais (Pliocène, Lias inférieur) par une faille orientée N.-S., au fond de laquelle jaillissent les sources.

« Les baigneurs qui vont utiliser les eaux thermales de Saint-Honoré reviennent ravis des paysages gracieux et nobles que leur ont offerts les bois, les étangs, les sources et les rochers... » (2). En effet, les alentours de Saint-Honoré sont remplis de sites splendides que l'on ne saurait se lasser d'admirer.

Grâce à sa situation topographique, Saint-Honoré jouit de tous les avantages hygiéniques et pittoresques des pays de montagne. Son climat ne présente pas les nombreux inconvénients de celui des stations thermales situées à une altitude élevée : chaleurs accablantes vers le milieu du jour, matinées et soirées très fraîches, orages d'une violence et d'une fréquence extrême.

Ainsi que nous avons pu le remarquer nous-même, depuis de nombreuses années, le printemps est souvent pluvieux à Saint-Honoré, mais l'été et l'automne, épo-

(1) Michel Lévy. Bulletin de la Soc. géol. de France, 1879.
(2) Élisée Reclus. Géographie de la France.

ques de la saison thermale, sont le plus souvent très beaux.

L'air que l'on y respire est d'une très grande pureté, grâce aux forêts voisines et aux émanations balsamiques des grands bois de pins et de sapins situés à quelques pas du bourg et de l'établissement.

C'est ainsi que les vertus thérapeutiques de ces eaux trouvent dans ces excellentes conditions d'altitude et de climat, un adjuvant précieux au point de vue du traitement des malades atteints d'affections des voies respiratoires, malades qui constituent la majeure partie de la clientèle de Saint-Honoré.

Cette station thermale présente, en outre, un avantage précieux que nous ne saurions trop signaler.

L'analogie frappante entre les eaux de Saint-Honoré et celles de plusieurs stations pyrénéennes est aujourd'hui établie d'une façon indiscutable, tant au point de vue de leur composition chimique que de leurs indications thérapeutiques.

Les malades qui, pour des raisons matérielles ou de santé, reculent devant un long voyage, peuvent donc venir demander à Saint-Honoré, *seule station thermale sulfureuse et arsenicale du centre de la France*, les mêmes effets thérapeutiques que présentent certaines stations des Pyrénées.

Les limites de ce travail ne nous permettent pas, à notre grand regret, de décrire les sites splendides et les richesses géologiques et botaniques de ce pays que nous avons si souvent parcouru, le marteau du géologue à la main, ou la boîte du botaniste à l'épaule.

Le résultat de nos excursions dans ce beau pays sera, du reste, de notre part, l'objet d'un prochain travail dans lequel nous nous proposons d'étudier, au point de vue de sa flore, de ses roches et de ses fossiles, cette intéressante partie du Morvan.

§ II. — *Historique*.

Epoques celtique et romaine. — Existait-il, avant l'invasion romaine, des habitations gauloises sur l'emplacement actuel du bourg de Saint-Honoré, ses eaux thermales étaient-elles connues et employées à cette époque? Il serait difficile de répondre à ces deux questions.

Léonard Berthaud, minime, mort à Autun en 1602, assure cependant, mais sans preuves sérieuses à l'appui de son assertion, que le bourg de Saint-Honoré est situé sur le même emplacement que l'antique *Arbandal*, ville gauloise de 20,000 habitants.

Quelques pièces de monnaie et des fragments de bronze a demi calcinés, découverts par nous près du cimetière actuel, une grossière agrafe de manteau également en bronze que nous avons trouvée cette année en fouillant le long de la voie romaine à son entrée dans le village, sont les seuls vestiges gaulois rencontrés à Saint-Honoré.

En creusant les fondations de plusieurs maisons du bourg, en pratiquant les travaux de captation des sources, on a trouvé bon nombre de substructions Romaines, mais il aurait fallu creuser encore plus profondément, traverser non seulement les *strata* romains, mais encore la couche d'argile sur laquelle ils reposent d'ordinaire (Charleuf) pour rencontrer les traces des ruines gauloises amoncelées lors du passage des légions de César.

Si ce point de l'histoire de Saint-Honoré est environné d'une profonde obscurité, il est certain que lors de l'invasion de la Gaule les Romains comprirent tous les avantages qu'ils pouvaient retirer de ces sources thermales.

Habitués aux bains chauds dont ils faisaient un si fréquent usage, et désireux de retrouver dans le pays envahi les jouissances auxquelles ils étaient accoutumés, les Romains construisirent près de ces sources un magnifique établissement balnéaire.

Nous en trouvons une preuve irrécusable dans les ruines des Thermes romains découverts lors des fouilles que fit exécuter *M. le marquis Théodore d'Espeuilles*, et dans les nombreuses pièces de monnaie recueillies au fond des puits bâtis par les Romains pour capter les sources.

Ces pièces de monnaie au nombre de près de six cents portent l'effigie des empereurs : *Germanicus, Vespasien, Trajan, Antonin le Pieux, Marc-Aurèle, Commode, Septime Sévère, Constantin, Valentinien,* et font aujourd'hui partie de la collection particulière de M. le général marquis d'Espeuilles.

Dans la suite de ces nombreuses pièces de monnaie romaines qui remontent jusqu'à *Tibère*, mais parmi lesquelles il ne se trouve pas une seule pièce de monnaie gauloise, on peut constater de nombreuses interruptions.

M. *Bulliot*, cet archéologue si distingué auquel on doit la découverte, au sommet du mont Beuvray, de l'antique *Bibracte*, le dernier rempart de l'indépendance Eduenne, a démontré que ces lacunes correspondaient exactement aux perturbations survenues en Gaule du 1ᵉʳ au vᵉ siècle.

« Les premières (pièces de monnaies) en date, dit-il, celles de Germanicus, prouvent que ces eaux étaient fréquentées sous Tibère. Elles (les sources) subirent des destructions communes à tous les établissements de la Gaule, et l'on remarque, dans la série de leurs monnaies, l'absence des empereurs dont le règne fut marqué par les principales invasions, tels que Caracalla, Aurélien, Probus (1). »

Il existe dans le Morvan plusieurs fontaines qui jouissent de la réputation de guérir bon nombre de maladies.

« Le malade, dit l'*abbé Baudiau* dans son livre « *le Morvand,* » s'y rend de nuit sans être aperçu d'âme qui vive. Arrivé près de la fontaine il lui dit mystérieusement : « *Bonjour, fontaine, donne-moi ton bonheur que je te donne mon malheur!* » Puis, formant rapidement trois fois le signe de la croix au-dessus avec le sou d'offrande qu'il doit laisser, il se retourne brusquement, lance la pièce de monnaie par dessus son épaule gauche et disparaît. »

Cette pratique superstitieuse, encore en vigueur dans quelques coins perdus du Morvan (*Brion*, fontaine Saint-

---

(1) Bulliot. Essai sur le système défensif des Romains dans le pays Eduen.

Pierre; *La Comelle-sous-Beuvraye*, fontaine Sainte-Claire),souvenir lointain de ce culte de l'Eau, si poétique et si répandu dans les Gaules, pourrait peut-être expliquer la présence dans les puits de ce grand nombre de pièces de monnaie.

Ce n'est pas seulement autour des sources que l'on peut constater la présence de nombreuses ruines romaines ou gallo romaines. Elles abondent dans le bourg de Saint-Honoré ainsi qu'aux alentours, commencent à l'entrée du village et se prolongent à l'O. en suivant les voies romaines, ainsi qu'au N.-E. jusque dans les bois de l'*Hâte*, des *Loges* et de *Vandenesse*.

On rencontre dans presque tous les champs voisins du village et des voies romaines qui le traversent ou le longent, des fragments de tuiles à rebord et des débris de poteries dont plusieurs portent le nom de l'ouvrier, tel ce fragment où l'on pouvait lire ces deux mots : BITVRIX FECIT, et cet autre portant l'empreinte suivante : BIBRACI.OFF. (Pièce appartenant à notre collection.)

Il y a plusieurs années on retira successivement d'un puits romain : une flûte en os, un crochet et une anse en fer, une chaîne de métal, une patère, plusieurs pièces de monnaie, des fragments de poterie samienne, des vases à boire décorés de sujets cynégitiques et deux petites figurines en terre blanche, dont l'une d'elles était estampillée du nom de PISTILLVS.

Plusieurs de ces puits servent encore à l'usage des habitants du bourg ou des hameaux voisins. L'un d'eux, celui de la *Motte-Grillot*, pourrait bien être, ainsi que

semble l'indiquer son nom, un de ces puits funéraires
signalés par l'abbé *Baudry* (1).

Trois voies romaines passaient à Saint-Honoré.

L'une d'elles, celle des Itinéraires, partait d'*Autun* pour
gagner *Decize* par le *Beuvray Sanglier*, le *Niret*, *Saint-
Honoré et Alluy*.

Cette voie est encore très visible entre *Sanglier* et le
Niret; sur le talus gauche de la route, nous y avons souvent rencontré des débris de tuiles et de poteries romaines. A l'entrée S.-E. du bourg de Saint-Honoré, on la
retrouve presque intacte ; les habitants lui donnent le
nom de « *chemin ferré.* »

La seconde allait de *Château–Chinon* à *Saint-Honoré*
par *Traclin*, *Poiseux* et *Onlay*.

Il en existait enfin une troisième, dont on retrouve des
traces près du château de la Montagne, et dans les bois
du *Defend* et des *Loges*.

Tels sont les vestiges de l'occupation romaine rencontrés jusqu'ici à Saint-Honoré ; ajoutons que non seulement l'emplacement du bourg et de l'établissement actuels, mais encore ses environs, furent occupés par les
envahisseurs.

L'étymologie latine des localités voisines : *Preporché*,
Villapourçon, Montjou, Villars-le-Canis, Vinicien, etc.,
l'indique suffisamment.

De nombreuses discussions ont eu lieu au sujet du

(1) Tel est du moins l'avis de notre savant ami M. Henri
du Cleuziou. (Communication orale.)

nom'que portaient sous la domination romaine les Thermes de Saint-Honoré.

La table de Peutinger(1) porte : « *Aquæ Nisinei*, » c'est du reste la leçon proposée par *Bacon* d'après *Aymoin* (édition de Venise, 1500).

Monseigneur *Crosnier* croit reconnaître dans le village d'*Anizy* (Nièvre) le souvenir de *Aquæ Nisinei*, par abréviation *A... nizy*. « Sans doute, dit-il, Anizy est encore un peu éloigné des eaux de Saint-Honoré, mais ne serait-il pas possible que les habitants, après la ruine de leurs demeures placées auprès de ces eaux, se soient fixés au bas des montagnes et aient donné à leurs nouvelles habitations le nom du lieu qui les avait vus naître. »

Il est aujourd'hui reconnu que les Thermes de Saint-Honoré sont bien l'*Aquæ Alicencii* de la table de Peutinger.

« La commission de la topographie des Gaules, dit M. A. *Bertrand*, lit sur la table *Aquæ Alisencii* et non *Aquæ Nisinei*, ainsi qu'on lit ordinairement. Or, en cherchant dans la direction de Decize à trente-deux lieues gauloises comme l'indique la table, un établissement thermal situé sur une voie romaine, on tombe juste à Saint-Honoré. »

En outre, « si l'on relève, dit *Charleuf* (2), sur la carte

(1) Voir la carte contenue dans la monographie de M.V.Gueneau. *Saint-Honoré, notice historique.*

(2) Collin et Charleuf. *Loc. cit.*

de Peutinger les deux voies romaines qui, partant d'Autun, contournent le mont Beuvray au N. et au S., et dont la première traverse Saint-Honoré même, si l'on applique ce calque sur une carte moderne où ces deux voies seront retracées, on constate entre l'Aquæ Alisencii de la table Théodosienne et le bourg actuel de Saint-Honoré, une coïncidence qui exclut toute autre attribution. »

Aymoin, savant bénédictin de Fleury-sur-Loire, parle de Saint-Honoré dans son traité de « *De antiquitatibus ecclesiasticis (Cologne*, 1500). »

Ce chroniqueur rapporte que ce bourg fut ruiné par J. César et que plus tard les Romains y construisirent des Thermes où des soldats laissés en Nivernie sous les ordres de C. A. Reginus, trouvèrent la guérison d'une lèpre hideuse dont ils étaient infectés.

Aymoin décrit ce qui restait des Thermes, à son époque, avec des détails de construction que les fouilles, effectuées il y a plusieurs années, ont parfaitement justifiés.

D'après certains archéologues, Saint-Honoré aurait été détruit par les Sarrasins, en 731. Ce n'est pas l'avis de notre savant ami *C. Charleuf*. « Sans doute, dit-il, dans son étude sur Saint-Honoré, il restait dans les premières années du viie siècle, des débris considérables des Thermes d'Alisencum, sans doute encore, les habitants du voisinage n'avaient pas perdu l'habitude d'y venir, mais nous croyons que leur existence comme établissement public ne dépassa guère l'an 400. »

Moyen âge. Temps modernes. — Au xiiᵉ siècle (*Née de la Rochelle*), en 1010 (*Charleuf*), les ruines des Thermes appartenaient au prieuré fondé sous le vocable de Saint-Honoré, par *Hugues de Chatillon*, seigneur de la Montagne, et donné par lui aux Bénédictins de La Charité-sur-Loire.

Désireux de mettre fin aux superstitions dont ces sources étaient l'objet et de tirer en même temps un parti quelconque de l'emplacement de l'antique établissement, ces moines transformèrent en un vaste étang une partie du parc actuel.

Pour cela, ils construisirent des digues dont on a retrouvé des vestiges, établirent des barrages pour retenir l'eau des sources qui s'écoulaient dans les prairies voisines, et firent arriver dans cette enceinte l'eau des deux ruisseaux voisins qu'à l'aide de massifs de béton, les Romains avaient soigneusement éloignés des sources sulfureuses.

Le 24 juin 1773, à la suite d'un orage terrible qui fondit sur Saint-Honoré, les deux ruisseaux transformés en torrents brisèrent digues et barrages et comblèrent cet étang.

La tradition subsista cependant, et les malades du bourg et des environs venaient, à cette époque, se baigner dans un bassin alimenté par les eaux sulfureuses qui s'étaient frayé un passage à travers tous les débris amoncelés sur elles.

En 1786, le Dʳ *Regnault* visita les sources et les analysa. Reconnaissant leurs vertus thérapeutiques, il les employa chez plusieurs malades, dont il publia les observations.

En 1804, le préfet de la Nièvre chargea le Dr *Pillien*, de faire un rapport sur la nature et les propriétés de ces eaux. Ce médecin fit paraître, en 1817, une étude sur Saint-Honoré (1).

En 1812, un médecin du nom de *Bacon—Tacon*, acheta les sources.

« Dans la poussière des bibliothèques d'outre-Rhin, dit Charleuf (2), il avait trouvé, disait-il, de précieux documents concernant l'antique établissement situé aux portes de Saint-Honoré..... Bacon—Tacon réunit les sources de l'étage inférieur, sans pénétrer toutefois jusqu'aux travaux Romains ; une piscine, divisée en compartiments par des cloisons de bois, tint lieu de baignoires..... Une gaine en douves, que le docteur appelait l'homme debout, élevait l'eau de la source supérieure à deux mètres au-dessus du sol, constituant ainsi le plus primitif des systèmes de douches. »

Ce médecin confia l'analyse des eaux au savant Vauquelin, et construisit quelques logements à l'usage des baigneurs.

A la suite de désastres financiers, Bacon quitta Saint-Honoré. On a de lui une notice intitulée : « *Observations*

(1) Pillien. *Histoire topogr. et médicale des eaux thermales de Saint-Honoré-les-Bains.* Auxerre, 1817.

(2) Charleuf. *Loc. cit.*

sur la nature et les heureux effets des Eaux de Saint-Honoré. »

Après avoir appartenu quelques années à M. *Dandrillon*, les sources passèrent entre les mains d'une Société de grands propriétaires du Nivernais, puis entre celles de M. le marquis *Théodore d'Espéuilles* (1837).

Déjà, en 1820, des fouilles pratiquées autour des sources, sur l'initiative et aux frais de M. le marquis d'Espeuilles, avaient permis de déblayer la partie supérieure des bains Romains.

De nouvelles fouilles, faites en 1838, mirent à découvert l'ensemble des Thermes antiques; c'est à cette époque que l'on rencontra au fond des puits Romains, les nombreuses médailles dont nous avons parlé.

En 1851, M. *Ossian Henry* analysa aux sources mêmes les Eaux de Saint-Honoré.

Les travaux de déblaiement furent entrepris, le nouveau propriétaire fit capter les sources et confia à M. *Parthiot*, sous la direction de M. J. *François*, la construction de l'établissement actuel qui fut acheve en 1854 (1).

En 1853, *Racle* fut nommé médecin-inspecteur de Saint-Honoré, et fut remplacé, l'année suivante par le Dr *Allard* qui, pendant trois années d'inspectorat, déploya autant de zèle que de dévouement pour cette station.

(1) Collin et Charleuf. Guide à Saint-Honoré. Voir le plan de l'établissement et celui des substructions romaines.

En 1860, les travaux faits par notre père sur les Eaux de *Guagno* (Corse), lui valurent l'honneur d'être nommé inspecteur de Saint-Honoré.

Depuis cette époque, d'après l'avis de la Commission médicale des Hôpitaux de Paris, nos eaux reconnues d'utilité publique ont été admises dans les établissements de l'Administration de l'Assistance publique, et la station de Saint-Honoré commença à entrer dans la voie de prospérité qu'elle a suivie depuis.

Si les médecins, par de nombreux travaux justement appréciés, ont fait connaître au monde médical tous les avantages thérapeutiques de ces eaux sulfureuses, si on leur doit le nombre toujours plus considérable de baigneurs qui viennent chaque année leur demander la santé, il ne faut pas oublier que les propriétaires actuels, M. le général marquis d'Espeuilles, et M. le comte d'Espeuilles, député, ont également un grand droit à la reconnaissance des habitants de Saint-Honoré, ce hameau d'autrefois, aujourd'hui complètement transformé, grâce à leur généreux désintéressement.

De nombreux et confortables hôtels, plusieurs villas et maisons particulières ont pris la place de masures bâties la plupart en pisé et recouvertes de chaume.

Depuis plusieurs années déjà, les malades arrivent en chemin de fer, presque aux portes de Saint-Honoré, évitant ainsi un long et fastidieux trajet en diligence.

En somme, transformation complète de ce hameau, qui est aujourd'hui sur le point de devenir une véritable petite ville.

Quelques chiffres donneront une idée de l'augmentation constatée chaque année dans le nombre des baigneurs depuis 1860.

En 1859, il y eut à Saint-Honoré, 115 malades en traitement, en 1861, on en compta 218, l'an dernier enfin (1884), leur nombre fut de 1400.

CHAPITRE II.

§ 1ᵉʳ. — *Sources.*

Les sources thermales jaillissent à la base du mamelon porphyrique, au sommet duquel est situé le bourg de Saint-Honoré, au fond de la grande faille terminale ouest du Morvan qui forme la limite précise des terrains primitifs de cette région et des couches jurassiques de la plaine du Nivernais.

Ces sources, au nombre de cinq, ont leurs points d'émergence situés suivant une ligne un peu oblique à la direction N.-S. de cette faille.

Elles ont reçu les noms suivants :

1° *La Crevasse* ;

2° *L'Accacia* ;

3° *Les Romains* ;

4° *La Marquise* ;

5° *La Grotte.*

En 1860, l'existence de cette dernière source n'était révélée que par la présence d'un léger filet d'eau légèrement ferrugineuse.

Quelques années plus tard (1867), des fouilles, pratiquées sous la direction du Dʳ Collin, mirent au jour une galerie située sous la route qui borde la face E. de l'établissement.

En poursuivant les travaux, on arriva jusqu'à un petit bassin semblant servir de réservoir à cette source et environné de pierres sèches et de mousses.

Près de ce bassin, on découvrit quelques fragments de poteries romaines, ainsi qu'une figurine en bois grossièrement sculpté, et qui semblerait avoir appartenu à la partie supérieure de la hampe d'un drapeau.

L'eau de cette source est surtout employée en boisson et en gargarismes.

La source de l'Accacia et celle de la Crevasse, situées l'une près de l'autre, semblent avoir une origine commune et une composition identique. Leur température est la même, elles contiennent toutes les deux une quantité notable d'hydrogène sulfuré (0,70 cc. par litre).

L'eau des sources Les Romains et La Marquise jaillit de cinq puits, situés sous l'établissement même et placés, quatre sur la même ligne, à cinq mètres environ l'un de l'autre, le cinquième, celui de la Marquise, se trouve à quelques mètres en avant des autres.

Ces cinq puits communiquent ensemble, au point que lors de la construction de l'établissement actuel, on put les vider tous en plaçant une pompe dans l'un d'eux.

L'eau de ces différents puits possède une température identique, l'analyse qualitative en paraît absolument la même, elle dégage une légère odeur d'hydrogène sulfuré.

Laissant de côté l'eau de *la Grotte*, nous n'aurons à nous occuper que de deux sources : *La Crevasse*, située à 1 mètre à peine de l'angle N.-O. de l'établissement ;

Les Romains, groupe de sources situé sous l'établissement même.

La première (*Crevasse*), fortement chargée d'acide sulfhydrique, a 26° de température ; la seconde (*Romains*) 31°,6 et ne dégage, comme je viens de le dire, qu'une faible odeur d'hydrogène sulfuré.

Ces deux groupes de sources donnent, en vingt-quatre heures, plus de 960.000 litres d'eau, quantité énorme comparée avec raison à une *véritable rivière sulfureuse*.

Ajoutons que l'eau de ces sources est complètement à l'abri des infiltrations voisines, grâce aux énormes masses de béton dont les Romains les avaient entourées, et aux travaux de captage exécutés sous l'intelligente direction de M. *J. François*.

§ II. — *Propriétés physiques et chimiques*.

A leur sortie du rocher, près du dick de petro-silex chlorité qui semblerait être leur roche congénère, les eaux de Saint-Honoré sont d'une transparence parfaite, leur saveur est alcalescente et hépatique ; elles présentent au toucher ce contact onctueux qui est le propre des dissolutions alcalines.

En portant rapidement à la bouche un verre d'eau rempli aux tuyaux de déversement de la Buvette, on constate une odeur très prononcée, mais très fugace, d'hydrogène sulfuré. Cette odeur, *d'autant plus intense que la pression atmosphérique est moins forte*, est très appréciable dans les salles d'inhalation, dans la piscine, les salles de bains et dans l'établissement même.

Les sources de Saint-Honoré présentent la thermalité suivante :

Grotte.	22° C.
Crevasse	26° C.
Romains	31° C.

La température des eaux thermales varierait souvent à la suite de certains phénomènes météorologiques; nous n'avons jamais remarqué ces variations à Saint-Honoré, et le Dr E. Collin a pu constater l'uniformité de thermalité des sources pendant le terrible orage qui, en 1861, fondit sur cette station.

« Dans chaque localité où il existe plusieurs sources, dit M. L. *Fontan* (1), c'est la plus chaude qui est la plus sulfureuse. » Les eaux de Saint-Honoré fournissent une exception à cette règle. La source Les Romains, dont la température est de 31°c,, présente en effet une minéralisation plus faible que la source La Crevasse, dont la thermalité n'est que 26°c.

Le Dr A. *Fontan* a fait, de son côté, la remarque suivante : « Dans une localité où les sources sont bien captées, la *plus sulfureuse et la plus chaude* se trouve toujours au centre, tandis que les autres vont en se refroidissant de chaque côté, à mesure qu'elles s'éloignent. »

Les sources de Saint-Honoré jaillissent, avons-nous dit, suivant une ligne un peu oblique à la direction de la grande faille O. du Morvan.

La source La Crevasse est à peu près située à l'extré-

(1) L. Fontan. Eaux sulfureuses naturelles. Paris, 1867.

mité N.-O, les Romains au centre, et la Grotte à l'extrémité S.-E. de cette ligne.

La source les Romains, située entre les deux autres, est la plus chaude (31° c,), ce qui justifie la seconde partie de la remarque de M. A. Fontan.

Il n'en est pas de même de la première, où il est dit que « la source *la plus sulfureuse* se trouve toujours au centre »; car la source Les Romains, située au milieu de la ligne d'émergence, est moins sulfureuse et moins arsenicale, comme nous le verrons plus loin, que la source La Crevasse située à l'extrémité N.-O. de cette même ligne.

Dans certaines stations thermales, dont les eaux possèdent une thermalité très élevée, il est nécessaire de les recueillir dans de grands réservoirs, au sein desquels on les laisse se refroidir jusqu'à ce qu'elles soient descendues à la température des bains ordinaires. Dans d'autres stations, au contraire, où la thermalité des eaux est peu élevée, il est nécessaire de les chauffer, en y ajoutant une quantité d'eau plus ou moins considérable et portée à une température élevée,

Dans le premier cas, les eaux thermales, en contact avec l'air atmosphérique, voient une grande partie de leurs principes minéralisateurs se perdre ou se décomposer.

Une déperdition non moins regrettable de ces mêmes principes peut résulter, dans le second cas, du moyen employé pour donner une température convenable à des eaux trop froides pour être employées à la température de leur point d'émergence.

Ces fâcheux inconvénients n'existent pas à Saint-Honoré : la source Les Romains est, en effet, située sous l'établissement même, et La Crevasse jaillit très près des points où on l'emploie.

Le très court trajet de ces eaux, de leur sortie du sol aux robinets des baignoires, a lieu dans de telles conditions que leur stagnation ou leur contact avec l'air atmosphérique est absolument impossible.

Une machine à vapeur, voisine de l'établissement, élève de l'eau sulfureuse dans des réservoirs, où elle est chauffée à l'aide de serpentins traversés par un courant de vapeur, et d'où elle est distribuée aux douches chaudes, ainsi qu'aux cabinets de bains.

Etant donné la thermalité assez élevée des sources, il suffit d'ajouter, à l'aide d'un robinet situé dans la baignoire elle-même, une faible quantité d'eau chaude, pour donner aux bains une température en rapport avec les effets que l'on veut obtenir. Le malade bénéficie de la sorte de tous les avantages d'une eau minérale employée pour ainsi dire à sa sortie du sol, dans toutes ses conditions naturelles de température et de minéralisation.

Les eaux de Saint-Honoré, dont la densité serait d'après Allard de 1,00707, possèdent une réaction alcaline; cette réaction est peu accusée au griffons, parce qu'elle est probablement masquée par l'hydrogène sulfuré et l'acide carbonique libres. (Breuillard.)

Les rideaux en toile des cabinets de bains sont mis hors d'usage, et cela au bout d'un temps relativement assez court. Il nous semble que, pour expliquer ce phénomène, on pourrait se baser sur la remarque faite par *Dumas*, c'est-à-dire sur la décomposition de l'hydrogène sulfuré en eau et en acide sulfurique, sous l'influence de l'oxygène humide, décomposition *bien plus rapide* au contact des corps poreux.

Ces eaux recouvrent d'une couche noirâtre les pièces d'argent décapées et plongées dans les sources, et l'atmosphère des salles qui est chargé d'une notable quantité d'acide sulfhydrique noircit également les objets d'argent et les peintures à base de plomb.

C'est afin d'éviter ces larges taches que l'on remarquait sur les parois des salles de bains que la plupart d'entre elles ont été tapissées de carreaux de porcelaine.

Bien que revêtus de la sorte, les côtés, et surtout le fond de la piscine, sont rapidement couverts d'une couche d'un noir assez intense, peu épaisse il est vrai, mais assez adhérente pour nécessiter leur lavage fréquent avec de la potasse ou de l'eau acidulée.

Cette coloration est surtout apparente à l'endroit où de nombreuses petites sources viennent y dégager leurs gaz, grâce aux orifices circulaires ménagés à cet effet à la surface de plusieurs des carreaux qui la tapissent.

§ III. — *Analyses.*

« L'analyse chimique, dit *L. Fontan* (1), est un des points les plus délicats de la chimie organique, la mobilité extrême des éléments qui constituent les eaux sulfureuses sous l'influence de l'air explique cette difficulté

(1) Fontan. *Loc. cit.*

et les différences qui existent entre les analyses d'une même source faite par divers chimistes très habiles ».

Aussi bien, pour montrer la vérité de cette opinion et pour être plus complet, allons-nous citer par ordre chronologique toutes les analyses dont les sources de Saint-Honoré ont été l'objet et que nous avons pu nous procurer.

La première (1786) fut faite par Regnault, en voici les résultats :

Terre calcaire et alumineuse..	0,067
Alcali minéral................ .	0,052
Sel marin....................	0,059
Silice..,....................	0,046
Sulfate de chaux.............	0,008
	0,232

La seconde fut exécutée en 1813 par *Vauquelin* sur la demande du Dr *Bacon-Tacon*. Nous la citons textuellement d'après le Dr *Pillien* (1) :

« L'eau de Saint-Honoré contient par litre, savoir :

		Cristallisé.	
Sous-carbonate de potasse sec.	62 milligr. 1/2		156 1/2
Carbonate de chaux..... —	42 — —	—	41 —
— de magnésie .. —	33 — —	—	33 —
Fer carbonaté.......... —	31 — —	—	31 —
Sulfate de soude........ —	13 — —	—	31 —
Muriate de soude sec.... —	254 — —	—	254 —
Silice................. —	57 — —	—	57 —
	494 milligr. 1/2		606 1/2

Enfin une substance organique, espèce de mucus animal.

La troisième est de Boulanger, elle date de 1838 :

(1) Pillien. Loc. cit.

Acide sulfhydrique.........	⎫
— carbonique..........	⎬ Indéterminés.
Azote..................	⎭
Carbonate de potasse	0,0614
— de chaux	0,0028
— de magnésie	0,002
Chlorure de sodium	0,2555
Oxyde de fer...............	0,0001
Silice........................	0,0522
Barigine	0,0025
	0,3765

En 1851, avant d'entreprendre la construction de l'établissement actuel, M. le marquis Th. d'Espeuilles voulut qu'une nouvelle analyse fût faite aux sources mêmes, et confia le soin de ce travail à M. *O. Henry*.

« Voici comment, dit cet éminent chimiste (1), d'après des essais nombreux inutiles à rapporter ici, nous croyons devoir considérer l'eau thermale de Saint-Honoré composée au sortir du sol.

Savoir, pour 1000 grammes. Eau 1 litre :

Acide sulfhydrique libre, 0,70 cc.	
— carbonique, 1/9 volume.	
Azote............................	Indét.
Traces d'oxygène..................	—
Bicarbonate de chaux..............	⎫ 0,098
— de magnésie...........	⎭
— de chaux, de potasse....	0,040
Silicate de potasse................	0,034
— de soude...............	0,034
— d'alumine	0,034
Sulfure alcalin...................	0,003
Sulfate anhydre de soude.	0,132
— — de chaux..........	0,032

(1) O. Henry. Eau minérale sulfureuse et thermale de Saint-Honoré. Analyse, 1852.

Chlorure de sodium	0,300
— de potassium évalué.	0,005
Iodure alcalin....................	traces.
Oxyde de fer, matière organique.....	0,007
Manganèse......................	indices.
Matière organique, glairine.........	indét.
	0,674

En même temps que cette analyse, M. O. Henry fit aussi celle d'un travertin siliceux trouvé dans les fouilles et composé, d'après ce chimiste :

De silice en presque totalité ;

D'alumine ;

De carbonates terreux ;

De phosphate et d'oxyde de fer ;

De traces de matières organiques.

Quel fut celui des deux groupes de sources dont l'analyse donna les résultats que nous venons de citer ? Nous l'ignorons ; M. O. Henry ne donne à ce sujet aucun renseignement (1).

Il est certain, du moins, que cette analyse fut faite avant les travaux de captage, alors les eaux de toutes les sources étaient mélangées les unes aux autres.

Il y aurait d'après ce même chimiste 0,70 c. c. d'hydrogène sulfuré par litre d'eau de Saint-Honoré.

Dans les expériences faites en 1857 par MM. *Mêlier, François* et *Allard*, l'eau de la crevasse donna 3°,6 au sulfhydromètre, tandis qu'à l'aide de cet appareil M. O. Henry n'avait obtenu que 1°,8, chiffre équivalent à 2 ou 3 milligrammes en poids.

(1) D'après Allard, la source La Marquise aurait été l'objet de cette analyse, qui serait dans ce cas au-dessous de la réalité par rapport à la Crevasse. (M. Binet.)

Cette proportion relativement forte d'hydrogène sul-furé a fait placer les eaux de Saint-Honoré en tête du tableau comparatif de la quantité de ce gaz dans les eaux minérales, tableau dressé par M. *Herpin* (de Metz).

Telles étaient les connaissances que l'on possédait au point de vue de la constitution chimique de nos eaux, lorsqu'en 1875 M. le D' *Odin* eut l'heureuse initiative d'envoyer à M. *Cotton*, pharmacien à Lyon, une certaine quantité d'eau de Saint-Honoré.

Ce chimiste en fit l'analyse et y découvrit la présence de l'arsenic.

Aussitôt après la découverte qualitative de l'arsenic, une nouvelle analyse faite par M. *Personne*, le savant et regretté chimiste de l'Académie de médecine, signala les proportions dans lesquelles l'arsenic était contenu dans les eaux de Saint-Honoré.

Voici les résultats de cette analyse au point de vue de l'arsenic ainsi que du manganèse :

Acide arsénique.	Crevasse.	0,0012
	Romains.	0,0007
	Grotte...	0,0008
Manganèse.	Crevasse.	0,0013
	Romains.	0,0005
	Grotte...	0,00027

D'après M. Personne, l'arsenic existerait dans les eaux de Saint-Honoré à l'état d'acide arsenique, les travaux de MM. *Byasson* et *Lefort* prouveraient plutôt qu'il y existe à l'état d'acide arsénieux (1).

Nous avons vu que l'analyse avait révélé dans les

_____

(1) Annales de la Société d'hydrologie, 1883.

eaux de Saint-Honoré la présence d'une certaine quantité de soude, de fer et de manganèse. L'acide arsénieux
(*Byasson*) ou l'acide arsenique (*Lefort*, *Personne*), se
combinent avec ces bases. Se forme-t-il des arsénites ou
des arséniates de soude ou de fer? Ce dernier, sel insoluble, est-il solubilisé, ainsi que l'a avancé le Dr Odin,
par l'hydrogène sulfuré?

Nous partageons complètement, à ce sujet, l'opinion
du Dr *M. Binet*.

« Nous croyons toujours, dit-il (1), à l'arséniate de
soude plutôt qu'à l'arséniate de fer. Le premier est très
soluble, le second ne l'est point. Et puis n'est-ce pas sous
forme de combinaison avec les alcalins que l'on trouve
l'arsenic dans toutes les eaux minérales? Le fer est en
très petite quantité dans les eaux de Saint-Honoré, tandis que les alcalins y abondent.

Même en admettant qu'il se forme un peu d'arséniate
de fer et que ce corps puisse être solubilisé par l'hydrogène sulfuré, il nous semble que ce doit être en très petite proportion, eu égard à l'arséniate de soude.

Nous ne comprenons pas, d'ailleurs, comment l'hydrogène sulfuré pourrait tenir en dissolution un composé
arsenical, quand c'est ce gaz dont on se sert pour pré-
cipiter l'arsenic contenu dans une liqueur dont on fait le
dosage sous forme de trisulfure insoluble. On a aussi
proposé de mettre cette propriété de l'acide sulfhydrique
à contribution pour combattre les empoisonnements par
l'acide arsénieux.

En chassant l'hydrogène sulfuré par le battage, ne

(1) Dr M. Binet. Saint-Honoré-les-Bains (Nièvre), ses eaux et
ses environs. Paris, 1883.

devrait-on pas avoir un précipité d'arséniate de fer? Enfin, en faisant chauffer l'eau pour chasser l'hydrogène
sulfuré, ne devrait-il pas se former des précipités de
soufre et de sulfure insolubles ? »

Que par de nouvelles analyses on arrive à déterminer
exactement la combinaison arsenicale que contiennent
nos eaux, cette détermination offrira certainement un
grand intérêt au point de vue de la chimie hydrologique,
mais ne changera en rien les indications thérapeutiques
de ces eaux.

Ce qu'il importe surtout, c'est de savoir que les eaux
de Saint-Honoré contiennent, à n'en pas douter, une
notable quatité d'arsenic représentée par une dose *véritablement thérapeutique.*

En effet, si ce métalloïde y est représenté par de l'arséniate de soude, la Crevasse en contiendrait 4 *milligrammes par litre,* ce qui place Saint-Honoré à la tête des
stations arsenicales immédiatement après la Bourboule.

Ce chiffre de 4 milligrammes a été donné par M. *Breuillard* (1), auquel nous empruntons le tableau suivant,
qui donne une idée de la place qu'occupe Saint-Honoré
parmi les stations arsenicales.

		Arsén. de soude par litre :
Hammam-Meskoutine.		1/2 milligr.
Plombières		1/2 —
Mont-Dore..........	1	—
Vichy.............	2	—
Vals (Dominique)...	3	—
Saint-Honoré	4	—
La Bourboule.	28	—

(1) Breuillard. Etude médicale sur Saint-Honoré-les-Bains
Paris, 1879.

Lorsque l'on examine l'eau des sources à ses points d'émergence, on voit s'en dégager par intermittences de nombreuses bulles de gaz.

Tantôt excessivement ténues, elles s'élèvent en chapelet, tantôt elles se réunissent en une seule plus volumineuse, qui vient crever à la surface avec un certain bruit. Ce fait est encore facile à constater dans la piscine où, comme nous l'avons fait remarquer plus haut, plusieurs des plaques de porcelaine qui en tapissent le fond ou les côtés présentent des ouvertures circulaires correspondant à autant de petites sources qui viennent déverser leur eau et leur gaz au centre même du liquide.

Après quelques minutes passées dans un bain, on peut remarquer que le corps se trouve couvert de petites bulles de gaz qui paraissent se fixer surtout sur les parties recouvertes de poils.

M. O. Henry ayant recueilli une certaine quantité de ces gaz et les ayant analysés, leur a reconnu la composition suivante :

1. Acide sulfhydrique.	Fort peu, mais sensible.	
2. — carbonique..	}	
3. Azote............	} Les 4/5 du volume.	
4. Oxygène	Très peu.	

Pour terminer avec les caractères physico-chimiques des eaux de Saint-Honoré, disons quelques mots des conferves et de la matière organique qu'elles contiennent.

Il suffit de visiter les puits ou de descendre dans le canal de déversement qui traverse dans toute leur longueur les deux galeries de l'établissement pour y constater la présence de nombreux filaments blancs ressemblant à de la charpie très fine et réunis en masses.

Ces masses blanchâtres suivent les ondulations du liquide au milieu duquel elles flottent par une de leurs extrémités, tandis que par l'autre elles adhèrent aux parois du canal ou du puits, ainsi qu'aux pierres ou aux fragments de béton au travers desquels s'écoulent les sources.

Cette conferve, à laquelle Fontan a donné le nom de *Sulfuraire* se développerait le plus souvent sur des amas de *Barégine*, tandis que cette dernière ne serait, d'après *Lambron*, que des débris de sulfuraire.

Plusieurs conditions sont nécessaires, d'après Fontan, à la formation de la sulfuraire dans les eaux sulfureuses. La température de l'eau ne doit pas dépasser 41° C., l'existence d'un principe sulfureux, le contact de l'air sont indispensables, ajoutons qu'un léger courant dans l'eau thermal ne peut qu'augmenter la production de cette conferve.

Les eaux de Saint-Honoré remplissent toutes ces conditions, et pour ne citer qu'un exemple, nous avons constaté nous-même, l'an dernier, qu'un fragment de bois abandonné au moment de la fermeture de la saison (30 septembre) dans la piscine, vaste bassin de natation à eau courante, était quinze jours après complètement recouvert de sulfuraire.

D'après *M. Joly* (1), la sulfuraire n'appartiendrait pas

(1) Comptes rendus de l'Assoc. franç. pour l'avanc. des sc. Congrès d'Alger, 1881, p. 100.

au règne végétal. « Malgré le nom que lui a donné *Roth* (conferva vitrea), dit-il, la sulfuraire n'est pas une conferve, mais bien une oscillaire (oscillaria vitrea), dont nous avons vu très distinctement les mouvements variés et selon nous automatiques.

Si cette idée est vraie, si, comme le pensait Geoffroy-Saint-Hilaire, la locomotion est « la plus haute expression de l'animalité », la sulfuraire doit être rangée dans le règne animal, où tout au moins elle se place d'elle-même à la limite si peu tranchée et encore mal définie des deux règnes organiques. »

Ainsi que les eaux des Pyrénées, l'eau de Saint-Honoré contient une notable quantité de *Barégine*.

Cette substance organique n'est visible que dans l'eau qui a séjourné longtemps au contact de l'air dans un récipient quelconque.

Nous nous souvenons avoir vu bien souvent avant l'ouverture de la saison thermale des couches de barégine de 2 et 3 cent. environ d'épaisseur recouvrir comme d'une nappe de gelée jaune brunâtre l'eau qui avait séjourné dans des baignoires remplies par un léger filet d'eau sulfureuse qui n'avait cessé de couler pendant plusieurs mois.

D'où vient cette matière organique ? M. Joly, qui a pu, dit-il, « assister à la formation de la glairine complexe de Luchon », donne à ce sujet les indications suivantes :

« La glairine concrète des chimistes, Barégine (*Longchamp*), Glairine (*Anglada*), que l'on rencontre dans presque toutes les eaux thermo-sulfureuse des Pyrénées, est une substance très complexe dans la composition de laquelle entrent, comme éléments constitufifs essentiels, les détritus d'une foule d'animaux et de végétaux, à la liste déjà longue et bien connue desquels nous venons d'ajouter une espèce (peut-être nouvelle?) d'annélide sétigère (*Naïs sulphicrea?*) et un entomostracé appartenant au genre *Cycloys*.

Des substances inorganiques très diverses (cristaux de soufre, fer sulfuré, silice, etc.) se trouvent en plus ou moins grande quantité mêlées à la glairine proprement dite et en augmentent la masse (1). »

Plusieurs médecins ont essayé d'utiliser la barégine; *Bordeu* employait ce qu'il appelait *les glaires* des Eaux-Bonnes contre les tumeurs à résolution lente et contre les ulcères. Ainsi que le pensent *MM. de Laurès et Becquerel*, la barégine serait par elle-même complètement inerte, et les quelques effets que l'on a pu en retirer seraient dus à l'eau sulfureuse qu'elle maintenait emprisonnée dans ses mailles.

Ajoutons que l'action de la Sulfuraire ou de la Barégine pourrait être mise également sur le compte de l'iode qu'elles renferment.

Ces matières recueillies à Saint-Honoré et traitées par la potasse à l'alcool très pur ont, en effet, donné à M. O. Henry, après une calcination convenable et des traitements appropriés une notable quantité de ce métalloïde.

Tels sont les caractères physiques et chimiques des eaux de Saint-Honoré; il nous reste cependant, pour terminer complètement cet exposé, à répondre à cette in-

(1) Joly. Comptes rendus de l'Acad. des sciences, t. XCV.

téressante question : A quelle clase d'eaux sulfureuses appartiennent celles de Saint-Honoré.

M. *Fonssagrives*, dans son Traité de thérapeutique, classe Saint-Honoré parmi les sulfurées calciques.

M. *Durand-Fardel* écrivait en 1857 les lignes suivantes : « Nous devons faire remarquer qu'elles (les eaux de Saint-Honoré) paraissent se rapprocher des eaux calciques par la présence d'une proportion notable d'acide carbonique, la prédominance du chlorure de sodium, leur situation géographique ; et, devant la nom détermination de leur sulfure, nous les rangerions volontiers sous la même dénomination que les Eaux-Bonnes, eaux sulfurées incertaines (1). » Plus tard, en 1860, *MM. Durand-Fardel* et *Le Bret* classèrent les eaux de Saint-Honoré parmi les sulfurées sodiques (2).

La thermalité de ces eaux, la prédominance des bases sodiques sur les sels calcaires ou magnésiens, la grande quantité de substances azotées qu'elles tiennent en dissolution, la présence d'un sulfure et d'une notable quantité d'acide sulfhydrique, leur situation à la limite des terrains primitifs et de transition, caractères qui, d'après A. Fontan, distinguent les sulfurées sodiques des sulfurées calciques, ne nous permettent pas de les ranger dans ce second groupe.

Elles appartiennent plutôt au groupe des sulfurées sodiques, et nous croyons devoir leur donner le nom d'*eaux sulfureuses sulfhydriquées sodiques et arsenicales* (Breuillard).

Quelle est l'origine des eaux thermo-minérales de

(1) Durand-Fardel. Traité thérapeutique des eaux minérales.
(2) Dictionnaire général des eaux minérales, 1860.

Saint-Honoré? quel est le point où ses eaux se chargent des principes minéralisateurs qu'elles contiennent à leur sortie du sol?

Leur thermalité assez élevée est une preuve de leur origine profonde, mais on ne saurait indiquer que d'une façon toute hypothétique le lieu de formation de ces eaux minérales.

Les gisements métalliques connus, sinon exploités, les plus voisins des sources, sont ceux du *Vernay* et de *Champ-Robert* (1); ainsi que le fait remarquer M. Binet, les pyrites de fer arsenicales que ces derniers contiennent semblent être le point de départ et l'agent principal de la composition de ces eaux et fournir leurs composés sulfureux, arsenicaux et ferrugineux.

Il serait intéressant de rechercher s'il n'existe pas dans les environs, de cette « roche sulfureuse » ce schiste ardoisier qui, d'après *M. Maumenée* (2), fournit aux eaux sulfhydriquées pyrénéennes leurs principaux éléments constitutifs.

Les Drs Allard et Collin ont beaucoup insisté sur l'analogie qui existe entre Saint-Honoré et les Eaux-Bonnes. Nous ne saurions mieux faire que de citer à l'appui de cette opinion l'analyse comparative de ces deux sources d'après M. O. Henry.

(1) Il existe il est vrai, dans les terrains calcaires voisins de Saint-Honoré, quelques gisements ferrugineux, au Moulin d'Isenay, par exemple (fer pisolithique). Leur situation géologique, sans parler des autres arguments que l'on pourrait émettre au sujet de cette assertion, exclut toute espèce de participation de leur part à la formation des eaux sulfuro-arseniales de cette station.

(2) Maumenée. Comptes rendus de l'Acad. des sc., t. LXI.

EAU : 1 litre.

	Saint-Honoré.	Eaux-Bonnes.
Acide sulfurique libre..............	0,020	0,0055
— carbonique...................	1/9 vol.	0.0064
Azote...............................	Indét.	
Oxygène	Id.	
Bicarbonate de chaux...............	0,098	
— de magnésie...........	0,098	
— de soude, de potasse....	0,040	
Carbonate terreux..................	0,009	
Silicates : potasse.................	0,034	
— soude...................	0,034	
— alumine.................	0,023	0,0048
Sulfure alcalin....................	0,003	
Sulfate anhydre de soude..........	0,132	
— — de chaux..........	0,032	0,1180
— — de magnésie		0,0125
Chlorure de sodium................	0,300	0,3423
— de potassium	0,005	Traces.
Iodure alcalin.....................	Traces.	
Oxyde de fer, matière organique.....	0,007	
— — et acide salicylique....		0,0160
Matière organ., glairine rudimentaire.	Indét.	
Matière organique sulfurée..........		0,1065
	0,674	0,6045

Ce tableau comparatif nous montre qu'au point de vue de la composition chimique, il existe une grande analogie entre ces deux stations thermales. Ainsi que nous le verrons plus loin, leur « spécialisation » thérapeutique est la même, mais Saint-Honoré présente, en outre, dans le traitement de certaines affections, les grands avantages qui résultent de la présence, dans ses sources, d'une notable quantité d'arsenic et de bases sodiques.

Les conditions géologiques, les caractères physicochimiques de nos eaux les rapprochent également de plusieurs sources pyrénéennes.

« Les dépôts organiques recueillis dans les conduites des sources ou au fond des bassins, dit *M. Cazin* (1) dans son travail sur les conferves thermales de *Valdieri et de Saint-Honoré*, méritent une attention particulière comme étant des produits véritablement hydrominéraux et pouvant fournir comme tels, des indications précises sur la nature de l'eau. A première vue, on est frappé de la ressemblance de ces matières avec celles propres à la plupart des eaux des Pyrénées. C'est le même aspect mucoso-filamenteux noirâtre. On pressent qu'on a affaire à une eau sulfurée, et qu'on va y constater la présence de la sulfuraire (*leptomitus sulfuraria, Montag. et K. G.*), colorée adventivement en noir par du sulfure de fer, et cette prévision est justifiée par un examen plus approfondi. La sulfuraire est, en outre, accompagnée de deux conferves analogues aussi à d'autres qu'on rencontre dans certaines eaux pyrénéennes. Je dirai encore, comme une chose très remarquable pour des eaux qui ont tant d'analogie avec les eaux sulfurées des Pyrénées, que je n'ai pas vu de traces de la substance observée par moi, particulièrement, dans les eaux de Luchon, où elle est si abondante, et que j'ai décrite et désignée sous le nom de *sulfodiphtérose* (conferve à ranger parmi les cryptococcus) ».

Ajoutons, en terminant ce chapitre, qu'il est fâcheux qu'une nouvelle analyse ne soit pas venue mettre un peu de lumière dans la détermination du sulfure des eaux de Saint-Honoré.

(1) Cazin, cité par Allard, in Gazette des Eaux, juillet 1859.

Cette lacune n'est, cependant, que d'une minime importance au point de vue de la *spécialisation* de ces eaux, tant il est vrai que l'expérience clinique bien plus que l'analyse chimique est la base sur laquelle reposent les indications et les contre-indications d'une eau minérale.

CHAPITRE III

§ I. — *Mode d'administration.*

Établissement thermal. — Adossé au rocher dont il n'est séparé que par une petite allée de 2 mètres de large et par un impluvium destiné à recevoir et à isoler des sources les eaux pluviales et d'infiltration, l'établissement par sa face principale regarde l'Ouest (1).

Cette façade présente 86 mètres de longueur. A son centre, un grand portique vitré donne accès dans une vaste salle centrale de chaque côté de laquelle s'étendent deux galeries de 11 mètres de profondeur sur 20 mètres de longueur.

En face de l'entrée principale se trouvent les salles d'inhalation et de pulvérisation, auxquelles on arrive par un large escalier séparant les buvettes de la Crevasse de celles des Romains.

La galerie gauche ou du Nord, qui regarde la butte sur laquelle est situé le Casino, renferme dix-sept cabinets de bains alimentés par l'eau de la Crevasse. Au milieu, et à droite de cette galerie, se trouve l'entrée de la piscine.

En dehors de cette galerie, sur un terre-plein auquel donne accès un escalier de quelques marches, et près de

_____

(1) La moitié seule du plan général a été exécuté.

la machine à vapeur qui sert à chauffer l'eau des douches et des bains, se trouvent deux salles de douches froides, chaudes ou écossaises, ainsi qu'une salle de de douches de vapeur pour hommes.

La galerie droite ou du Sud contient onze cabinets de bains alimentés par la Crevasse, et dont quatre peuvent recevoir l'eau des Romains, un cabinet de bains avec douche, et deux salles de douches froides, chaudes ou écossaises pour dames.

A l'extremité et en dehors de cette galerie, il existe un local provisoire pour les gargarismes (Grotte ou Crevasse).

Buvettes. — L'eau de la Crevasse et des Romains coule à pleins tuyaux dans les vasques des buvettes. La première est surtout employée ; on ne prescrit le plus souvent la seconde qu'aux malades pour lesquels l'eau de la Crevasse est d'une digestion difficile, désagrément qui disparaît au bout de quelques jours de l'usage de l'eau des Romains.

L'eau de la Crevasse est prise à la dose de 1 à 4 verres par jour; dépasser cette dose serait, croyons-nous, dangereux. L'eau de la Grotte est rarement employée en boisson. Nous verrons, dans la suite de ce travail, quels sont les avantages que l'on peut retirer des eaux de Saint-Honoré, bues loin des sources.

Bains. — Grâce à l'énorme débit des Eaux de cette station, le traitement par les bains peut être suivi à Saint-Honoré dans les meilleures conditions désirables.

Le plus grand nombre des baignoires reçoivent les

eaux de la Crevasse, et c'est pour calmer l'irritation produite chez certains malades par les bains qu'alimente
cette source, ou pour éviter la trop grande excitation
qu'ils produisent quelquefois chez des malades par trop
excitables que l'on prescrit l'eau des Romains, dont le
degré de sulfuration est moins considérable.

Au fond, et sur le côté de chaque baignoire, se trouve
une ouverture munie d'un pas de vis auquel un tuyau
de caoutchouc peut être adapté à volonté pour l'administration de douches locales d'eaux sulfureuses à la
température de son point d'émergence.

Selon les indications à remplir, les bains sont portés
à une température plus ou moins élevée, à l'aide du procédé que nous avons indiqué.

Piscine. — En 1860, à l'arrivée du Dr E. Collin, il
n'existait à Saint-Honoré qu'une piscine très restreinte,
et que l'on pouvait appeler avec vérité un *bain de famille.*

Depuis 1866, cette station possède un vaste bassin à
eau courante, présentant 5 m. 65 c. de large, 10 mètres
de longueur et 1 m. 16 c. de profondeur.

Il est recouvert d'une voûte percée de trois larges
baies vitrées par lesquelles se fait l'aération de la salle
qui le contient, et cela à l'aide d'un ingénieux système
de chassis mobiles.

Autour du bassin, à 1 mètre environ au-dessus du
niveau de l'eau, règne une galerie garnie de banquettes,
et dans les angles de la salle sont ménagées des réduits où les malades peuvent se dévêtir.

On peut évaluer à 300 m. c. la quantité d'eau sulfu-

reuse (source des Romains) qui, arrivant par le coté Sud,
est déversée par une large ouverture située au fond du
bassin, d'où elle sort à l'extrémité opposée.

• Elle se renouvelle donc ainsi continuellement venant
directement de la source, et sans avoir été autrement
utilisée.

La température de l'eau à son point d'émergence dans
la piscine est de 31° C.; au centre de ce bassin, elle est
en moyenne de 28° à 29° C.

Douches. Il existe à Saint-Honoré plusieurs appareils
de douches chaudes. Une installation des mieux enten-
dues, et que l'on doit à l'initiative du Dʳ E. Collin, permet de suivre un traitement hydrothérapique des plus
complets.

Les douches de pieds, douches chaudes, dont la salle
est située à gauche de la galerie droite ou du Sud, sont
très employées comme médication révulsive après les
séances d'inhalation.

Salle d'inhalation. Au début de l'installation des Thermes, dit le Dʳ E. Collin dans un travail auquel nous empruntons les détails suivants (1), on pensa avec raison à
utiliser l'énorme quantité d'eau fournie par les sources
des Romains, et ce fut au-dessus de leurs puits que l'on
construisit les salles d'inhalation.

Voici la description de ces salles, faite par le Dʳ Allard
à la Société d'hydrologie, dans la séance du 5 janvier
1857.

(1) Collin. Du traitement des affections pulmonaires par les
inhalations sulfureuses de Saint-Honoré.

« Les trois salles d'inhalation de St-Honoré s'élèvent
au-dessus de grands réservoirs au fond desquels se voient
encore les puits creusés par les Romains et d'où émer-
gent les sources dites de la Marquise et des Romains.
L'eau minérale, abandonnée à sa température native de
31° C., laisse dégager des vapeurs, par de grandes bouches, dans les salles où se réunissent les malades.....
Leur température à la bouche même est de 28 à 29° C.,
et dans la salle la température oscille entre 20 et 21°.....
Quand on entre dans la salle d'inhalation, l'odeur sulfureuse est très peu sensible et ne devient très manifeste
qu'à mesure qu'on s'approche des bouches et surtout
qu'on se penche sur celles-ci. »

La quantité d'hydrogène sulfuré contenu dans les salles d'inhalation était donc à peine appréciable à cette
époque. Il existait en outre un autre inconvénient remarqué par M. Allard, c'était un courant d'air qui s'é-
tablissait des salles aux réservoirs, et réciproquement,
diminuant ainsi la quantité et la vitesse de dégagement
des gaz.

M. Jules François y remédia en construisant des cloisons dans le réservoir, de manière à simuler de véritables puits qui venaient s'ouvrir au niveau des salles
d'inhalation.

En 1859, la quantité d'hydrogène sulfuré contenu dans
les salles fut augmentée de beaucoup. A cette époque, en
effet, elles commencèrent à être alimentées par les deux
sources les Romains et la Crevasse, le trop plein de cette
dernière ayant été amené dans l'un des puits.

« La salle d'inhalation est la partie la plus intéressante

de l'établissement de Saint-Honoré. disait en 1859 le
Dr Allard ; c'est une grande salle de 9 mètres de largeur
sur 8 de longueur ; deux ouvertures en forme de puits,
de 1 m. 50 de largeur sur 2 mètres de profondeur, reçoivent les jets en cascade des sources. Une roue hydraulique, horizontale, à palettes hélicoïdes, tournant sans
cesse au fond de ces puits, sous l'impulsion d'un jet continu d'eau sulfureuse venant directement de la source,
désulfure l'eau à sa température naturelle en la battant
avec l'air, et imprime à la vapeur sulfureuse naissante
un courant ascendant jusque dans la salle où la température oscille entre 24 et 27° C., suivant la température et
l'état barométrique de l'atmosphère. »

En 1860, la salle principale avait été conservée avec
ses deux puits alimentés par les Romains, dont l'un re-
cevait en outre le trop plein de la Crevasse et était muni
de la roue hydraulique dont il vient d'être question.

On remarquait en entrant dans cette salle que son
atmosphère contenait de l'hydrogène sulfuré, mais pas
assez pour qu'il ne fût pas permis de supposer que le
trop plein de la Crevasse en repartait incomplètement
désulfuré. En effet la roue, dont le mouvement trop lent
ne faisait que battre cette eau en masse, ne la divisait
pas assez pour que sa désulfuration fut complète.

Les vapeurs spontanées dégagées par l'eau des Romains n'entraient, du reste, que pour une faible part
dans la quantité d'hydrogène sulfuré contenu dans les
salles, en comparaison de celle que dégageait l'eau de
La Crevasse.

On avait créé, séparée de la première par deux portes

Collin.   4

à deux battants, une salle réservée dont le puits était exclusivement alimenté par les Romains, et dont les murs, badigeonnés de peinture à base de céruse, présentaient une blancheur immaculée. L'année suivante, les portes séparant la salle principale de cette salle réservée ayant été enlevées, on vit les murs de cette dernière se recouvrir bientôt de larges taches noires ou jaune foncé.

La température de ces salles s'élevant souvent durant la saison jusqu'à 29° et 30,6, alors qu'à l'extérieur le thermomètre marquait 20° ou 21°, le Dr E. Collin remédia à cet inconvénient grave en diminuant des deux tiers l'apport de l'eau des Romains.

Voici quel est l'état actuel de la salle d'inhalation de Saint-Honoré-les-Bains :

Haute de 4 m. 75, large de 11 mètres et présentant 7 mètres de profondeur, cette salle est éclairée à l'E. par deux fenêtres et à l'O. par un large vitrage qui la sépare de la salle centrale. Elle communique, à droite, avec l'ancienne salle réservée ; à gauche, avec le local des pulvérisations.

De chaque côté de la porte d'entrée, et situées de manière à ce que les malades puissent s'asseoir ou se promener autour d'elles, se trouvent deux ouvertures en forme de puits, de 2 mètres de profondeur, sur 1 m. 50 de largeur.

De leur milieu s'élève, à une hauteur de 80 centimètres, un tuyau amenant directement l'eau de La Crevasse.

Au-dessus de ce tuyau peuvent se visser deux appareils différents construits sur les indications du D^r E.

Collin, et dont le but est de diviser l'eau autant que possible, afin d'avoir avec une quantité de liquide relativement faible un dégagement considérable d'hydrogène sulfuré.

Le premier de ces appareils est simplement une boule creuse de 30 centimètres, dont la partie supérieure est percée de plusieurs rangées de trous très petits. L'eau partant d'un niveau supérieur se divise en mille jets qui, s'élançant de la boule, viennent retomber en se désulfurant sur les parois du puits.

Le second appareil est plus compliqué, mais il produit de si bons résultats qu'il sera certainement d'un grand secours dans les établissements thermaux surtout dans ceux qui n'ont qu'une faible quantité d'eau à employer pour les salles d'inhalation.

Cet appareil se compose, comme le premier, d'une sphère creuse d'environ 30 centimètres de diamètre; de la circonférence de cette sphère partent horizontalement 8 tubes de 4 centimètres de longueur sur 4 centimètres de diamètre.

Ces huit tubes se subdivisent eux-mêmes chacun en deux autres de deux centimètres de diamètre sur deux centimètres de longueur, qui, s'éloignant d'abord l'un de l'autre, se recourbent et tendent à se réunir après avoir formé un cercle incomplet. Leurs orifices (de 4 millimètres de diamètre) se trouvent l'un en face de l'autre, et sur le même plan, à une distance de 8 centimètres environ.

L'eau sulfureuse, après avoir rempli la boule, arrive dans chacun de ces couples et sort avec d'autant plus de force que le niveau d'où elle arrive est plus élevé. Les deux jets, se rencontrant, forment alors une nappe d'eau circulaire et perpendiculaire aux tuyaux qui la forment.

On obtient ainsi huit de ces nappes d'environ 30 centimètres de diamètre, dont la rotation continuelle, tout en n'exigeant qu'une faible quantité d'eau, n'en remplit pas moins la salle de vapeurs hydrosulfurées. Cet appareil présente en outre un avantage grandement apprécié par les malades : c'est de faire peu de bruit et de permettre aux personnes qui sont dans la salle de causer à voix basse, ce qu'il était impossible de faire lorsque l'eau tombait en cascades dans les vasques dont j'ai parlé.

Si l'on veut bien considérer qu'en général les malades qui sont soumis aux inhalations sont atteints d'affections pulmonaires ou laryngiennes, on comprendra facilement les inconvénients d'une causerie qui exigeait autrefois une fatigue plus considérable encore que celle de la conversation ordinaire.

La température des salles d'inhalation variait, en 1860, de 24, 27 à 30°,6. Le Dr Collin reconnut bientôt que certains accidents qui enrayaient quelquefois le traitement en forçant les malades à suspendre leurs séances d'inhalation, tels que névralgies de la 6e paire (1), hémoptysies même, étaient le résultat d'une congestion provoquée par l'inhalation d'air trop échauffé.

Depuis la disparition de la plus grande partie de l'eau de Romains qui alimentait les appareils de la salle, depuis que la température moyenne de cette salle est de

(1) Signalées et étudiées par le Dr de Puisaye, d'Enghien.

18 à 20° C, on n'a plus l'occasion de déplorer pareils accidents, et, cependant, la quantité de vapeurs hydrosulfurées contenues dans la salle d'inhalation est plus considérable qu'elle ne l'était autrefois.

En se servant presque exclusivement de l'eau de la
Crevasse pour alimenter les appareils, le Dr E. Collin a
fait disparaître de la salle d'inhalation l'énorme quantité
de vapeur d'eau qui, se condensant sur les murs, retom-
bait en gouttelettes du plafond.

En outre, le volume d'eau bien moindre, mais encore
suffisant, que les appareils reçoivent des Romains, répand assez de vapeur d'eau pour que l'air de la salle
d'inhalation soit suffisamment humide.

« Le mode d'inhalation que nous croyons préférable
près des eaux sulfureuses, disent les savants auteurs du
Dictionnaire des eaux minérales, est l'inhalation de l'hydrogène sulfuré dépouillé d'un excès de vapeur d'eau. »
Nous avons, croyons-nous, suffisamment démontré que
l'inhalation de ce gaz est fait à Saint-Honoré dans des
conditions telles que le désiraient MM. Durand-Fardel
et Le Bret.

Existe-t-il de l'arsenic dans les vapeurs spontanées
des salles d'inhalation et dans les vapeurs forcées des
cabinets de douches chaudes et de vapeur ?

Les vapeurs forcées contiendraient de l'arsenic (*Breuillard*), mais il n'a pas encore été fait d'expérience tendant
à démontrer la présence de ce métalloïde dans l'atmosphère de la salle d'inhalation.

Salle de pulvérisation. — Depuis plusieurs années, et

grâce à l'initiative du Dr E. Collin, l'établissement de Saint-Honoré possède une salle de pulvérisation pour le traitement de certaines affections chroniques *du nez, de la gorge et du larynx*. Plusieurs appareils permettent de varier ce mode d'administration des eaux de Saint-Honoré, et de donner en pulvérisation, ou de l'eau à sa température d'émergence, ou de l'eau plus ou moins chauffée.

Il serait facilé, croyons-nous, étant donné le voisinage des deux générateurs puissants qui mettent en mouvement la machine destinée à amener l'eau des douches dans les réservoirs, d'utiliser pour la pulvérisation de l'eau minérale une partie de la vapeur qu'ils produisent.

On pourrait ainsi augmenter le nombre des appareils pulvérisateurs, et éviter certains désiderata que présente l'installation actuelle.

§ II. — *Action physiologique.*

Les propriétés physico-chimiques des eaux de Saint-Honoré, ainsi que les analyses dont elles ont été l'objet, nous permettent de les considérer comme des eaux *mixtes*, nous voulons dire : à la fois *sulfureuses et arsenicales*.

Mais, nous dira-t-on, chacun de ces deux éléments minéralisateurs possède-t-il une action qui lui soit propre dans les effets physiologiques et partant thérapeutiques obtenus par l'usage de ces eaux ; n'existe-t-il pas en outre un antagonisme réel entre le soufre et l'arsenic?

Nous allons, dans la mesure de nos forces, essayer de répondre à ces deux objections.

Plusieurs médecins hydrologistes sont d'avis qu'une eau minérale n'agit que par son principe minéralisateur le plus actif. M. Richelot, du Mont-Dore a soutenu cette opinion à la Société d'hydrologie (séance du 24 avril 1876) et c'est en partant de ce principe qu'il refuse à la Bourboule, station chlorurée sodique et arsenicale, la propriété d'agir par l'arsenic que contiennent ses eaux.

Nous nous rangeons complètement à l'opinion du Dr *Candellé* sur l'action mixte des eaux minérales. « Il n'est guère de médicaments, dit-il (1), sauf les plus simples, que l'on voie se conduire suivant un mode unique; à plus forte raison doit-on donner aux eaux minérales qui prennent place parmi les plus complexes une multiplicité d'action bien en rapport avec leur nature ».

Nous reconnaissons facilement que, étant donné plusieurs éléments minéralisateurs en présence dans une source, celui dont l'action est la plus vive devra posséder une influence plus marquée sur les résultats obtenus. Il nous semble cependant difficile d'admettre qu'il agisse seul et que les autres principes coexistants, mais dont l'action est plus faible, ne soient pour rien dans les effets obtenus par ces eaux.

Citons un exemple à l'appui de cette opinion.

Un arthritique invétéré, qui à plusieurs reprises a présenté des manifestations articulaires, souffre d'une dys-

(1) Candellé. Manuel pratique de médecine thermale.

pepsie. Que fera le médecin appelé à lui donner ses conseils au sujet d'une saison à faire dans une station d'eaux
minérales?

Vichy semblerait indiqué, mais cet arthritique est âgé,
manifestement anémié par des atteintes répétées de rhumatisme articulaire, le médecin devra donc redouter
pour son malade l'action des bicarbonates alcalins pris à
certaines doses. Que fera-t-il en cette occurrence? Au lieu
d'envoyer à Vichy cet arthritique anémié, il lui conseillera une saison à *Royat*, station bicarbonatée-chlorurée,
où le malade pourra bénéficier de l'action spéciale des bicarbonates sur sa *maladie*, sa diathèse arthritique, et de
l'effet reconstituant, eupeptique, éloigné mais réel, des
chlorures sur l'*affection*, la dyspepsie dont il souffre.

Il nous reste à répondre à la deuxième objection re-
lative à l'antagonisme du Soufre et de l'Arsenic.

Si l'on compare l'action dynamique du Soufre à celle
de l'Arsenic, on constate que les effets physiologiques du
premier sont diamétralement opposés à ceux produits
par le second.

Le Soufre est un stimulant diffusible, l'Arsenic un mo-
dérateur de la circulation, ils sont donc bien antagonistes
à certaines doses, mais quelles sont les preuves certaines
sur lesquelles on pourra s'appuyer pour affirmer que le
Soufre s'oppose à l'absorption de l'Arsenic et réciproquement?

Le Dr *Pécot* (de Bagnères), cité par M.*Campardon* (1), a
reconnu que l'arsenic est bien mieux toléré par l'économie

(1) Campardon. — Loc. cit.

quand on fait en même temps usage des eaux sulfureuses.

L'état fébrile est une des principales contre-indications
de la médication sulfureuse, le Soufre, dans ces conditions est très mal toléré, son absorption peut même déterminer de graves accidents.

D'un autre côté Sistach a démontré que l'organisme
présentait pendant toute la durée de l'état fébrile son
maximum de tolérance pour l'Arsenic.

Que conclure de ce qui précède, sinon que l'Arsenic et
le Soufre, malgré leur antagonisme dynamique, peuvent
non seulement exercer sur l'économie l'action propre à
chacun d'eux, mais encore s'entr'aider, pour ainsi dire
l'un l'autre, et favoriser mutuellement leur absorption
par l'organisme.

Abordons maintenant l'étude des propriétés physiologiques des eaux de Saint-Honoré.

Ainsi que nous le démontre l'analyse, ces eaux renferment comme principes minéralisateurs principaux :

1° *Du Soufre* (acide sulfhydrique, sulfure alcalin, sulfates anhydres de soude et de chaux).

2° *De l'Arsenic* (arsénite ou arséniate).

3° *Des Alcalins*.

Le Soufre ainsi que ses composés agit localement, par
absorption et par élimination. Localement leur action
est excitante, et cette excitation se manifeste surtout sur
le tégument externe, ce que démontre l'apparition d'éruptions diverses survenant pendant le traitement par les
bains chez certains sujets prédisposés.

Véhiculés par l'eau prise en boisson, les sulfates sont
absorbés directement, les sulfures sont décomposés par

les acides du suc gastrique puis absorbés, d'où leur action sur la circulation et l'innervation.

Ils agissent enfin par leur élimination qui se fait par la peau, les reins et principalement par la muqueuse de l'appareil respiratoire (1).

Les composés alcalins, bicarbonates (0 gr. 207), et les chlorures de sodium (0 gr. 300) et de potassium (0 gr. 005) ont une action incontestable sur les sécrétions. Leur action sur la digestion est considérable, ils favorisent l'absorption du Soufre et de l'Arsenic qui sous sa forme alcaline est directement assimilable.

Bien que la découverte d'une notable quantité d'Arsenic dans les eaux de Saint-Honoré ne date que de quelques années, depuis longtemps cependant les médecins de cette station avaient fréquemment observé l'effet hyposténisant de ces eaux employées dans une certaine mesure. « La chlorose, dit Allard, et avec elle tous les accidents névrosiques qui l'accompagnent, trouvent à Saint-Honoré de précieuses ressources. »

Cette action hyposthénisante si souvent constatée et si différente de l'excitation que produisent ordinairement les eaux sulfureuses frappa l'attention du D' E. Collin qui s'efforça d'en rechercher la cause.

« Il n'en est pas moins vrai, écrivait-il en 1885, que la sédation du système nerveux est manifeste, et dans ces dernières études sur le bromure de potassium, M. *le D' Gubler*, en parlant des eaux de Saint-Honoré, attribue cette propriété à la présence de ce sel. Nous avons déjà remarqué chez les femmes les bons effets du traitement

(1) Claude Bernard.

dans certaines affections hystériformes, et nous sommes
heureux de voir dans le travail de M. Gubler l'explication d'un fait bien constaté mais que nous ne savions attribuer à aucun des éléments minéralisateurs de nos
eaux. »

Cherchant à s'expliquer cette action sédative des eaux
de Saint-Honoré, M. le Dr E. Collin s'appuyait sur l'autorité du Dr Gubler qui dans ses commentaires thérapeutiques du Codex avait, bien à tort, rangé parmi les
eaux minérales bromurées celles de Saint-Honoré, dans
lesquelles ce sel, si toutefois il y existe, ne saurait être
qu'à l'état de traces.

Les observations faites par Allard et Collin, relativement à cette action sédative que la découverte récente
de l'arsenic dans les eaux de Saint-Honoré explique aujourd'hui, nous montrent que l'étude consciencieuse d'une
eau minérale permet souvent de devancer pour ainsi
dire les résultats obtenus par la chimie hydrologique
qui ne fait le plus souvent que contrôler, appuyer et expliquer les faits qui résultent de l'expérience clinique.

Nous allons passer maintenant en revue les différents
appareils, et montrer quelle est sur chacun d'eux l'action
physiologique de ces eaux.

De même que lorsque l'on étudie l'action physiologique
d'un médicament quelconque, on constate que ce médicament ne produit jamais des effets tout à fait identiques chez tous les sujets sur lesquels on l'expérimente,
de même il nous semble impossible de tracer un tableau
complet et invariable des effets physiologiques d'une eau
minérale.

Partant de ce principe que l'action d'un médicament peut changer de caractère, d'intensité selon l'individu soumis à l'expérience, persuadé d'autre part que les différentes façons d'agir d'une eau minérale peuvent résulter de la diversité de ses modes d'administration, nous ne pouvons exposer que d'une manière générale, dans les lignes qui vont suivre, l'action physiologique des eaux de Saint-Honoré.

Appareil digestif.

Les eaux de Saint-Honoré prises en boisson augmentent l'appétit, activent considérablement la digestion, et cela dès les premières doses ingérées. Cette action sur le tube digestif, sur 'estomac en particulier, est due aux carbonates, aux bicarbonates, et surtout au chlorure de sodium qu'elles contiennent (0,300/1000).

L'eau de la Crevasse, plus chargée de principes sulfureux et plus Arsenicale, donne lieu, mais chez certains malades seulement, à des éructations sulfureuses, à des pesanteurs d'estomac. Cette eau semble « *lourde à digérer* ». Cet inconvénient n'existe pas à la suite de l'usage de l'eau des Romains qui est souvent employée avec succès dans certaines affections des voies digestives.

Il serait bon, croyons-nous, au début de la cure thermale, *d'acclimater* pour ainsi dire l'estomac, de l'habituer à la digestion des eaux sulfureuses à l'aide de quelques verres de la source des Romains.

Il serait dangereux, et nous insistons sur ce point, d'abuser inconsidérément de l'eau de Saint-Honoré prise

en boisson ; on a cité des cas d'intoxcication survenant
à la suite de l'ingestion d'une quantité considérable de
l'eau de la Crevasse.

Les eaux de Saint-Honoré sont surtout constipantes,
et si les malades accusent de la diarrhée, ce n'est qu'à
cette période du traitement où apparaissent parfois
quelques signes d'excitation caractérisés, soit par la
poussée, soit par cet état d'éréthisme transitoire que l'on
est convenu d'appeler la *fièvre thermale*.

« La constipation, dit le Dr Binet (1), est une exception qui s'explique d'ailleurs par l'influence du chemin
de fer ». Telle n'est pas notre opinion et nous croyons
que cette constipation pourrait être expliquée par la
balance qui existe entre les fonctions cutanées et la sécrétion intestinale.

Sous l'action locale de l'eau sulfureuse du bain, à la
suite de l'élimination des principes sulfurés et arsenicaux qui a lieu à sa surface, la peau se met à fonction-
ner davantage, ses produits d'excrétion sont augmentés
et les sécrétions intestinales diminuées d'autant.

La constipation que présentent également les malades
dont le traitement consiste exclusivement dans l'eau de la
Crevasse prise en boisson, ne pourrait-elle pas être expliquée en outre par la présence dans les eaux de Saint-
Honoré de sulfate de soude à petite dose, sel qui dans
ces conditions produit des effets anticathartiques indis-
cutables ?

(1) M. Binet. Étude clinique et climatologique sur Saint-Honoré.

Système nerveux, circulation.

A l'encontre de ce qui se produit dans la plupart des
stations thermales sulfureuses, on obtient généralement
à Saint-Honoré, au début de la cure, un calme sensible,
une sédation manifeste. Après quelques jours de traitement, survient parfois plus ou moins vite selon les malades, une période d'excitation qui n'est du reste que
passagère, nous voulons dire la *fièvre thermale* qui se
traduit par plus ou moins de chaleur à la peau, l'apparition chez certains sujets d'une éruption quelconque, etc.

Ajoutons qu'il n'en est pas toujours ainsi, ou plutôt
que bien loin d'être la règle la fièvre thermale n'est que
l'exception.

Il est rare que cette excitation soit porté à un degré
assez élevé, pour se traduire par des phénomènes circu-
latoires, du côté du cœur ou du pouls. On voit cependant le flux hémorrhoïdal augmenter parfois d'intensité
après quelques jours de traitement, les menstrues être
avancées de plusieurs jours, leur écoulement devenir
plus abondant.

Disons à ce sujet que si cette suractivité circulatoire
est précieuse dans certains cas, il en résulte aussi la nécessité d'une extrême prudence de la part du médecin
chez certains individus sujets aux hémorrhagies, aux
congestions viscérales, et qui présentent des lésions car-
diaques.

Faut-il continuer le traitement thermal pendant la
période menstruelle? A cette question journellement

posée au médecin par les malades, nous croyons devoir répondre par la négative.

On pourrait, il est vrai, ne pas interrompre pendant cette période le traitement par les inhalations, encore faudrait-il qu'étant donnée la prédisposition particulière du sujet, les douches de pieds à sa sortie de l'inhalation ne fussent pas pour lui d'une nécessité absolue.

Quand aux bains, la facilité avec laquelle la fonction utérine peut se troubler, la gravité des accidents qui peuvent résulter de ce trouble, nous semblent les contre-indiquer à cette époque d'une façon formelle chez la plupart des femmes, et à plus forte raison chez celles qui sont arrivées à la période de la *ménopause*. En résumé, suivant le mode d'administration, on peut à l'aide des eaux de Saint-Honoré produire ou l'excitation ou la sédation du système nerveux et par contre de l'appareil circulatoire.

L'état général du malade, ses prédispositions, les caractères plus ou moins bien tranchés de la diathèse dont l'affection qu'il présente porte l'empreinte, fournissent des indications précieuses qu'il serait dangereux de négliger. Le médecin devra les rechercher avec soin avant d'instituer tel ou tel mode de traitement devant aboutir soit à des effets sédatifs, soit au contraire à une excitation générale.

Appareil respiratoire.

Depuis les modifications apportées par le Dr E. Collin au fonctionnement de la salle d'inhalation de Saint-Honoré, ce mode de traitement a été mis en pratique sur une vaste échelle dans cette station thermale.

L'étude physiologique de l'hydrogène sulfuré en inhalation a été faite très complètement par ce médecin (*Ann. de la Soc. d'hydrol. t. X.*), aussi empruntons-nous à ses travaux tous les détails que nous allons donner sur cette intéressante question.

L'inspecteur actuel de Saint-Honoré divise en trois périodes les effets physiologiques des inhalatious sulfureuses de Saint-Honoré :

1ʳᵉ Période ou *période de sédation.*

2° Période ou *période de retour.*

3° Période ou *période d'excitation.*

En entrant dans les salles d'inhalation, on constate une forte odeur d'hydrogène sulfuré parfaitement supportée par la plupart des malades.

On ne tarde pas à ressentir un certain bien-être caractérisé par une respiration plus calme et qui semble plus facile, et une diminution dans le nombre et la force des pulsations artérielles. Une douce moiteur se répand sur tout le corps, telle est la première période de l'inhalation.

Après un certain temps qui varie avec les sujets, et qui en général est de quinze à trente minutes, les mouvements respiratoires tendent à revenir à leur type normal, le pouls reprend petit à petit, en nombre et en intensité, ce qu'il avait perdu d'abord.

Cette seconde période est la période *de retour.*

La troisième période ou *d'excitation* suit de très près la seconde ; elle est caractérisée au début par de la pesanteur à la tête qui, faible d'abord, augmente ensuite au point d'amener une véritable céphalalgie que l'on a vue accompagnée de vertiges. Une excitation légère, ca-

ractérisée par de la sécheresse et des picotements à la
gorge, ne tarde pas à provoquer quelques accès de toux
sèche et fatigante qui bientôt, chez certains sujets san-
guins, serait suivie d'hemoptysie s'ils continuaient
l'expérience. Les pulsations artérielles augmentent d'intensité et de nombre, la face se congestionne et il est nécessaire d'avoir recours à des révulsifs sur les extrémités inférieures (1) pour rétablir un équilibre que l'on
n'obtient pas toûjours facilement ; la céphalalgie surtout
persiste quelquefois pendant toute la journée.

Il va sans dire que ces effets ne sont pas toujours d'une
exactitude mathématique, et que le passage d'une période à une autre demande un temps plus ou moins long
suivant l'état du sujet, l'affection dont il est atteint,
l'habitude qu'il a de la salle d'inhalation, les disposi-
tions dans lesquelles il se trouve, etc., etc.

Certains malades, en effet, ne peuvent pas séjourner
plus de quelques minutes dans la salle d'inhalation,
tandis que d'autres y passent volontiers plusieurs heures
et, qui plus est, ne respirent librement qu'au milieu de
cette atmosphère chargée d'hydrogène sulfuré.

Les effets physiologiques que nous venons de décrire,
ne sont pas les seuls produits par l'inhalation des vapeurs contenues dans nos salles ; de plus, ces effets peuvent varier, devenir même opposés les uns aux autres,
suivant le temps que durera la séance d'inhalation. Nous
y reviendrons en parlant de chaque affection en particulier ; mais il en est un certain nombre cependant qui se

(1) Douches de pieds.
Collin.   5

présentent avec une constance telle que nous pouvons les signaler dès maintenant.

La toux ne tarde pas à se calmer, l'expectoration est devenue plus facile, les crachats sont souvent modifiés rapidement ; de jaunâtres, épais qu'ils étaient, il deviennent blancs et légèrement spumeux. L'enveloppe cutanée subit elle-même des modifications importantes. Chez certains malades atteints d'affections anciennes et dont la peau sèche et rugueuse ne remplit plus, ou remplit très mal ses fonctions, on la voit bientôt, après quelques séances d'inhalation, devenir douce, moite, et retrouver son élasticité et sa souplesse première.

La connaissance de ce fait peut rendre de grands services dans certaines affections herpétiques sèches.

Les malades qui fréquentent, à Saint-Honoré, les salles d'inhalation, étant en général soumis en même temps à un traitement par l'eau sulfureuse prise en boisson, il est bien difficile de ne pas voir se confondre les effets de ces deux médications. D'un autre côté, nous avons vu souvent les avantages de la salle d'inhalation ressortir de ce fait : que certains d'entre eux, prenant déjà des bains, et buvant l'eau minérale, voyaient les accidents du côté de la poitrine s'amender surtout à partir du jour où ils étaient soumis aux inhalations sulfureuses.

La connaissance des trois périodes que nous venons de décrire, sera d'un grand secours pour le médecin, et lui permettra de donner de sages conseils aux malades qui doivent être traités par les inhalations.

Dans bien des cas cependant, ce n'est qu'en avançant avec prudence, en augmentant ou en diminuant la durée pour l'augmenter de nouveau si l'organisme n'en souffre pas, que le médecin peut être utile à ses malades. On a vu des personnss ayant voulu se traiter à leur guise ou n'ayant pas suivi ponctuellement les conseils à eux donnés, être pris d'hémoptysie très difficile à enrayer, et determinant sur un organisme, déjà très affaibli, les effets les plus fâcheux.

De ce que nous venons de dire, il résulte que différents effets thérapeutiques peuvent être produits par l'inhalation de l'hydrogène sulfuré, telle qu'elle existe à Saint-Honoré. C'est au médecin à savoir la doser, suivant les indications que présentent les malades.

Tout en reconnaissant la vérité de ce qui précède, des expériences faites sur nous-même, le résultat de nos observations sur plusieurs malades durant ces deux dernières saisons, nous portent à croire que, dans certains cas, il y aurait un grand avantage à augmenter la durée des séances d'inhalation faites par le malade en un même jour, à condition toutefois de restreindre la durée de chacune d'elles tout en les multipliant.

Pour compléter l'étude des effets physiologiques des salles d'inhalation de Saint-Honoré, il nous reste à donner l'explication des diverses périodes que nous venons de décrire, à nous demander pourquoi l'inhalation produit d'abord un effet sédatif, puis ensuite une période d'excitation.

MM. *Trousseau* et *Pidoux* penchaient à attribuer cette dernière période qui va quelquefois jusqu'à l'hémoptysie, à l'altitude des lieux où sont d'ordinaire situées les eaux sulfureuses.

Cette hypothèse combattue par M. le professeur Jaccoud, pourrait expliquer les accidents survenus chez des malades dans des stations sulfureuses à altitude élevée, mais nous ne saurions l'admettre pour Saint-Honoré, station située à 272 mètres au-dessus du niveau de la mer, et où des séances d'inhalation trop prolongées ont fréquemment déterminé des hémoptysies chez des malades du pays ou des environs.

M. *Filhol,* dans son traité des eaux minérales des Pyrénées, a donné l'explication suivante :

« L'absorption de l'acide sulfhydrique par les poumons introduira, dit-il, au bout de peu de temps, dans le sang, plus de soufre que n'eût pu y en introduire l'absorption par la surface cutanée. La première action sera sans doute celle qu'on attribue à l'acide sulfhydrique ; mais bientôt cet acide ayant été décomposé par l'oxygène, du soufre deviendra libre dans le sang lui-même, et les phénomènes d'excitation ne tarderont pas à se faire sentir. »

Cette théorie très admissible, au point de vue de la saturation par les eaux minérales, semble battue en brèche par les faits qu'on observe à Saint-Honoré.

D'après Trousseau et Pidoux, pour que le soufre puisse produire dans l'organisme une excitation générale caractérisée par de la fréquence du pouls et de la chaleur à la peau, il faut l'administrer à doses fractionnées, de telle sorte qu'il y soit ingéré de 4 ou 8 grammes par jour.

C'est après quelques minutes passées dans la salle d'inhalation de Saint-Honoré, que l'on voit survenir les phénomènes d'excitation; or, quelle quantité de soufre peut se trouver à l'état libre dans le sang d'un malade après une séance si courte dans un milieu d'hydrogène sulfuré ?

Un malade est depuis vingt minutes dans la salle d'inhalation, la période de *sédation* a fait place à la période de *retour*, il quitte la salle. Il y a eu absorption d'hydrogène sulfuré, dépôt de soufre dans le sang, ce malade devrait donc, d'après M. Filhol, présenter des signes d'excitation : or, il n'en est rien, bien plus les pulsations sont diminuées et d'intensité et de nombre.

Que ce malade, au lieu de sortir vingt minutes après son entrée dans la salle, y séjourne dix ou vingt minutes encore, il présentera tous les signes de la période *d'excitation*. Qu'il sorte alors, tous ces signes s'évanouiront après quelques minutes et le pouls lui-même aura repris son calme.

Quelle était la cause des signes d'excitation constatés pendant la troisième période que nous avons décrite ? le soufre libre dans le sang ? Mais s'il en était ainsi, cette excitation céderait bien plus lentement, il faudrait pour qu'elle disparaisse que la totalité du soufre absorbé fût mise hors de la circulation.

Un malade, un catarrheux par exemple, fera le premier jour de son traitement deux séances d'inhalation de trois heures chacune, et, bien loin d'en être incommodé, il ressentira jusqu'à la dernière minute les bienfaits du milieu où il se trouve. Serait-ce parce que l'absorption est plus difficile chez lui que chez tout autre ? Traitez ce malade pendant vingt ou trente jours par les inhalations, faites faire à un autre malade plus sanguin des inhalations de dix à quinze minutes par jour et pendant le même laps de temps, la saturation arrivera chez les deux et peut-être plus promptement chez le catarrheux que chez l'autre malade.

Devant de pareils faits, il serait difficile d'admettre l'explication de M. Filhol, aussi nous rangeons-nous à l'opinion soumise, en 1864, à la Société d'Hydrologie, par le Dr E. Collin.

L'action excitante de l'hydrogène sulfuré serait la conséquence forcée de son action hyposthénisante.

L'hydrogène sulfuré, mis en contact direct avec les voies respiratoires, agit *localement* sur le tissu nerveux de ces organes et d'une *manière générale* par son action sur le cerveau lui-même. Par sa propriété stupéfiante il ralentit les sécrétions qui se font à la surface de la muqueuse, et cette diminution de sécrétion doit amener, si l'inhalation se prolonge, un trouble certain dans la circulation des organes qui en sont privés. C'est alors que l'on voit apparaître de la sécheresse à la gorge, quelques accès de toux. Prolongez encore l'inhalation, et la circulation tout entière se ressentant du trouble apporté à la circulation pulmonaire, l'excitation générale ne tardera pas à paraître.

Cette théorie nous paraît d'autant plus rationnelle que nous avons pu remarquer que ce sont précisément les malades chez lesquels l'expectoration est abondante, qui peuvent rester le plus longtemps dans les salles d'inhalation de Saint-Honoré.

Chez les autres, au contraire, la période d'excitation est prompte, l'action stupéfiante de l'acide hydrosulfurique

n'ayant à s'exercer que sur une muqueuse dont la sécrétion est à peu près normale.

Tels sont les effets physiologiques des salles d'inhalation de Saint-Honoré ; nous verrons, dans le chapitre
suivant, quels avantages thérapeutiques précieux le
médecin peut en retirer.

Sécrétions.

Nous avons vu quelle était l'action de l'hydrogène
sulfuré sur les sécrétions bronchiques ; les reins subis-
sent aussi l'action des eaux.

Nous ne parlerons pas, bien entendu, des cas où l'on
ingère une grande quantité d'eau minérale, car alors non
seulement les principes minéralisateurs de la source,
mais encore le liquide qui leur sert de véhicule déterminent de la diurèse. Ordinairement la quantité de
l'urine est augmentée et de plus il n'est pas rare de voir
survenir la sortie de nombreux graviers, phénomène qui
ne peut être attribué qu'aux principes alcalins contenus
dans ces eaux. Quant à l'augmentation des urines, elle
ne saurait être due aux alcalins qui existent dans les
sources de Saint-Honoré en trop petite quantité (1) pour
rendre les urines alcalines, condition expresse d'après
la plupart des auteurs pour qu'il y ait effet diurétique.

Après quelques jours de traitement, la circulation
périphérique se faisant mieux, la transpiration devient
plus abondante et possède chez certains malades une

(1) 50 pour 1000.

franche odeur sulfureuse. La peau devient douce, moite, toutes ses fonctions deviennent plus actives sous l'influence de l'excitation produite par les composés sulfureux.

Cette excitation cutanée varie cependant suivant les individus.

Chez les uns, elle paraît presque nulle ou bien se traduit par de légères démangeaisons, une sensibilité plus grande qui coïncide parfois avec des sueurs abondantes. Chez d'autres, apparaît une éruption plus ou moins confluente qui caractérise la *poussée*.

La poussée ! Que de malades, persuadés que l'apparition de ce phénomène était la preuve de l'issue par la peau des *humeurs peccantes*, quittèrent une station thermo-sulfureuse avec le regret de ne pas l'avoir éprouvé et par conséquent de n'avoir retiré aucun bénéfice de leur saison !

Cette éruption accidentelle qui survient à la peau pendant le cours d'un traitement thermal, qui présente différentes formes suivant les sujets et qui disparait par la continuation du traitement lui-même, serait-elle donc le résultat direct de l'action d'une eau minérale ? De plus, existerait-il dans une station arsenicale et sulfureuse deux poussées bien distinctes, l'une sous la dépendance du soufre, l'autre sous celle de l'arsenic ?

Nous ne le croyons pas, et voici les arguments qui semblent plaider en faveur de notre opinion.

Si ces éruptions étaient la conséquence immédiate des principes minéralisateurs contenus dans une eau minérale, la plupart des malades en seraient atteints, ou du moins les mêmes principes donneraient naissance à des éruptions identiques ; la rapidité d'apparition de la poussée et sa violence seraient en raison directe de la minéralisation des sources, enfin les eaux minérales seules pourraient en déterminer l'apparition.

Or il est loin d'en être ainsi.

Dans les stations les plus renommées pour ce phénomène, bon nombre de malades y échappent et parmi les heureux, si bonheur il y a, on peut rencontrer toute la série des éruptions diverses depuis la simple rougeur érythémateuse de la peau jusqu'aux furoncles et aux pustules d'acné.

Loëche, Baden, ces stations à poussées s'il en fut jamais, sont rangées par les chimistes au rang des eaux faibles, Saint-Honoré également, et bien des malades ont vu cependant dans la suite de l'usage des eaux de cette dernière station leur corps se couvrir de l'éruption qu'ils avaient en vain demandée aux deux premières.

Comme dernier argument en faveur de notre opinion, disons enfin qu'il est reconnu qu'un simple traitement hydrothérapique, fût-il fait *avec de l'eau distillée*, peut souvent déterminer une poussée pareille à celle que l'on observe dans les eaux minérales les plus en vogue.

On pourrait, il nous semble, expliquer ainsi la production de la poussée :

La peau est le siège de trois principales fonctions : l'excrétion de la sueur, celle de la matière sébacée, enfin la perspiration cutanée, excrétion sudorale insensible mais constante.

Ces diverses excrétions ont pour point de départ un

afflux de sang vers la peau. Si cette congestion cutanée devient plus considérable sous l'action de la température, des principes minéralisateurs de l'eau, des moyens balnéaires employés (*bains de longue durée* (Loëche), *douches*, etc., etc.), les voies par lesquelles se font ces excrétions ont a subir un surcroît de travail fonctionnel, et s'il n'en résulte pas une véritable inflammation, il se produira une irritation plus ou moins vive du tégument externe.

Bientôt ce phénomène s'évanouit, tandis que persiste la cause qui lui a donné naissance, car le malade continue son traitement.

Cette disparition du phénomène ne serait-elle pas le résultat de la *compensation*, pour ainsi dire, qui a lieu de la part des voies chargées de l'excrétion cutanée ? L'équilibre une fois rétabli entre les fonctions plus vives et l'organe plus alerte, la poussée disparaît.

Il faut remarquer en outre que la poussée se montre le plus souvent chez ces individus qui ne peuvent user d'un thapsia, d'un badigeonnage de teinture d'iode, à plus forte raison d'un vésicatoire, sans voir survenir autour du point d'application de ces révulsifs ou de ce vésicant, les uns de l'eczéma, de l'herpès, les autres de l'acné ou une éruption furonculeuse.

En résumé, la poussée qui dans certains cas peut rendre de grands services au point de vue du diagnostic de la diathèse de l'individu, qui souvent peut agir comme un dérivatif d'autant plus puissant qu'il s'exerce sur une plus large surface, *la poussée*, croyons-nous, *dépend beaucoup moins de la nature des eaux que de la constitution du sujet.*

C'est en nous basant sur ce que nous venons de dire, que nous ne saurions admettre chez le même malade en traitement à Saint-Honoré, l'apparition successive de deux éruptions différentes (*Breuillard*), l'une portant la griffe du soufre, l'autre celle de l'arsenic.

L'exposé des effets physiologiques produits sur les différents appareils par les eaux de Saint-Honoré n'a fait que corroborer ce que nous avait fait constater l'étude de leur composition chimique. Nous avons vu, en effet, l'action physiologique distincte de ses deux principaux éléments minéralisateurs le Soufre et l'Arsenic, ayant chacun leur action propre mais qui, loin de se contrebalancer ou de se nuire mutuellement, ne font pour ainsi dire que s'entraider dans leur action.

Dans l'étude aussi complète que possible des affections principales qui sont du ressort de Saint-Honoré, nous terminerons au sujet de chacune d'elles, l'étude physiologique du Soufre et de l'Arsenic, étude que nous n'avons fait du reste qu'effleurer dans ce chapitre. Nous essaierons également de démontrer cliniquement que la médication obtenue par ces eaux dépend en même temps du Soufre et de l'Arsenic qu'elles contiennent, et que le chimiste en découvrant dans ces sources l'arsenic à dose thérapeutique, a simplement donné l'explication de faits, bien souvent constatés sinon expliqués par tous les médecins qui se sont succédé à Saint-Honoré.

CHAPITRE IV

DES PRINCIPALES APPLICATIONS THÉRAPEUTIQUES DES

EAUX DE SAINT-HONORÉ-LES-BAINS

ET DE LEURS CONTRE INDICATIONS

§ I. — *Considérations générales*

A. *Des Diathèses*. — Ce serait, croyons-nous, une grave erreur que de baser les indications thérapeutiques d'une station thermo-minérale, sur la tradition, quelque séculaire qu'elle soit.

Quoique souvent respectable, la tradition seule n'est, dans bien des circonstances que l'auxiliaire inconscient d'un empirisme aveugle (1).

D'autre part, ce serait s'exposer à de nombreux déboires et procéder d'une façon bien peu scientifique que de conclure à son efficacité dans certaines maladies, d'après les résultats fournis par l'analyse chimique.

Le médecin consciencieux qui veut étudier une eau minérale doit, croyons-nous, procéder presque exclusivement *par synthèse*. Faisant table rase de toute espèce de tradition, ne demandant à la chimie que les indica-

---

(1) C'est en partant de ce principe, que nous nous sommes permis d'emprunter à M. Hallopeau, pour servir d'épigraphe à cette étude sur St-Honoré, l'axiôme émis par ce savant observateur, parmi les conclusions de sa thèse d'agrégation.

tions qui lui servent pour ainsi dire de guide dans son étude, il doit avant tout observer.

C'est par l'observation des malades, par la déduction scientifique des faits constatés qu'il peut arriver à être convaincu de l'utilité d'une eau minérale dans telle ou telle maladie, ou, pour mieux dire, chez tel ou tel malade.

Il suffit en effet d'observer plusieurs individus atteints de la même affection pour se convaincre de la dissemblance souvent frappante existant entre les symptômes présentés par chacun d'eux.

L'affection, dans son essence est identique chez tous ces malades, mais la constitution héréditaire ou acquise, les habitudes antérieures, etc., etc. de chacun d'eux impriment à l'affection un caractère à part, des manifestations si différentes, que l'on pourrait dire avec raison : *Il n'y a pas de maladies, il y a des malades.*

C'est aux eaux minérales que l'on vient demander surtout le soulagement sinon la guérison des maladies chroniques. Cette *spécialisation (Durand-Fardel)* des eaux minérales est telle que Fontan a pu regarder avec raison les établissements thermaux comme étant *« la clinique par excellence des maladies chroniques.*

« Cette médication, dit-il, est celle qui fournit au praticien les meilleurs résultats au point que *Bordeu* a pu dire qu'il regardait comme incurable toute maladie chronique ayant résisté aux eaux minérales appropriées. »

L'incertitude de la science au sujet de la nature des maladies chroniques fut une des nombreuses causes qui laissèrent une obscurité profonde planer pendant longtemps sur l'action des eaux minérales.

Depuis les travaux de *Sydenham, Bordeu, Dumas, Lorry, Barthez, Baumès,* etc., etc., la lumière s'est faite sur cette importante partie de la médecine.

De nos jours, l'étude des maladies chroniques a fait un pas immense grâce aux travaux de nos maîtres, *Hardy, Besnier, Lancereaux, Fournier, Jaccoud, Hérard et Cornil, Charcot, Quinquaud,* etc., et grâce aux observations nombreuses des médecins hydrologistes qui ont su profiter du vaste champ d'étude qu'ils avaient sous les yeux.

Que les affections soient chroniques d'emblée, ou qu'elles soient la transformation d'affections aiguës en affections chroniques, elles portent toutes l'empreinte d'un état inhérent à chacun des individus qui en sont atteints.

Cet état particulier qui a préexisté aux manifestations de l'affection, la tient sous sa dépendance et la marque de son sceau, nous voulons parler *des diathèses.*

La grande question des diathèses qui domine toute la pathologie des maladies chroniques a donné lieu à bien des opinions.

Disons dès à présent que les limites de ce travail ne nous permettent pas d'entrer à ce sujet dans des discussions de doctrine pure.

Cependant nous croyons pouvoir admettre l'existence des quatre grandes diathèses suivantes que nous voyons chaque jour influencer les affections chroniques.

L'Arthritisme, le principe, le père du rhumatisme et de la goutte, pour les uns, tandis que pour les autres la goutte serait une diathèse à part.

L'Herpétisme dont les liens de parenté avec l'arthritisme sont si étroits, que pour bon nombre de médecins
ces deux diathèses n'en feraient qu'une.

La Scrofule, cet état intermédiaire entre le lymphatisme et la tuberculose qui n'en serait que l'évolution
ultime ou tout au moins une modalité. (*Scrofulo-tuber-
culose.*)

La Syphilis, enfant né de père inconnu mais dont la
nombreuse descendance ne fait que croître chaque jour.

B. *De l'action des eaux minérales sur les diathèses.* —
Les eaux minérales ont-elles une action directe sur les
diathèses? Cette action est-elle spécifique? Telles sont les
deux questions auxquelles nous allons essayer de répondre.

« Les maladies chroniques, a dit M. *Pidoux*, commencent à la vie et finissent à la mort.... Guérir une maladie
chronique c'est supprimer sa manifestation son évolution, mais non son germe. »

Nous appuyant sur l'autorité de ce maître en hydrologie et sur l'opinion généralement admise nous croyons
que les manifestations diathésiques, mais non la diathèse
elle-même, peuvent être heureusement influencées par
un traitement hydrominéral approprié.

Nous sommes bien loin de nier l'action phophylac-
tique des eaux minérales, nous reconnaissons que chez
les enfants diathésiques elles peuvent donner d'excellents résultats en empêchant le réveil du vice héréditaire qui sommeille encore dans leur jeune organisme.

Nous croyons cependant que, lorsque la diathèse existe d'une manière active, c'est-à-dire quand elle a revêtu un individu de la caractéristique qui lui est propre, si le traitement hydrominéral peut en quelque sorte diminuer l'intensité, l'activité de l'état diathésique, il ne possède qu'une action très limitée sur la diathèse elle-même.

Seule parmi les états diathésiques que nous avons énumérés plus haut, la syphilis, cette maladie créée de toutes pièces par le virus syphilitique pourrait *quelquefois* disparaître complètement de l'organisme qui en est infecté, et cela parce qu'elle a contre elle deux ennemis thérapeutiques tout puissants et d'une *spécificité* (Durand-Fardel) incontestable.

Il n'en est pas de même pour les autres diathèses ; il est possible de faire disparaître, par un traitement thermal, une localisation cutanée ou viscérale scrofuleuse, herpétique ou arthritique, mais la diathèse subsistant toujours pourra se manifester de nouveau.

Toute affection chronique, avons-nous dit, porte la griffe diathésique ; une même affection chronique ne présente jamais les mêmes caractères, n'évolue jamais suivant un mode unique chez tous les sujets qui en sont atteints. Cela reconnu, comment admettre l'existence d'un traitement spécifique contre cet état diathésique si différent quant à ses manifestations ?

L'arsenic a été vanté dans l'herpétisme, les sulfureux, les composés chlorurés dans la scrofule, les bicarbonates dans la goutte et le rhumatisme ; est-ce à dire, pour cela, que chacun de ces médicaments est, à l'exemple du mercure dans la syphilis, le spécifique de chacune de ces diathèses ? Non certes, ces médicaments ne sont pas spécifiques, mais possèdent, vis-à-vis de ces divers états diathésiques, ou pour mieux dire, vis-à-vis des manifestations de ces diathèses, une spécialisation basée non seulement sur l'étude de leur action physiologique, mais encore sur des observations rigoureusement cliniques.

Ce que nous venons de dire à propos du soufre, de l'arsenic, etc., etc., s'applique également aux eaux minérales dont ces corps constituent les éléments thérapeutiques principaux. Il n'est pas d'eau minérale spécifique, mais chacune d'elles possède une spécialisation particulière.

Avant de passer à l'étude de l'action des eaux de Saint-Honoré sur les divers états diathésiques, nous eussions voulu essayer de les définir et de décrire le plus complètement possible leurs diverses manifestations. Les limites de ce travail ne nous le permettant pas, nous nous contenterons d'esquisser à grands traits la physionomie particulière à chacun d'eux.

Arthritisme.

Si les expressions *arthritisme*, *herpétisme*, rappellent par elles-mêmes à l'esprit de l'observateur les manifestations si multiples et si variées qui leur sont propres, elles laissent beaucoup à désirer sous le rapport de leur étymologie.

L'arthritisme, en effet, n'est pas exclusivement caractérisé par des localisations articulaires, *des arthrites*; l'herpétisme ne se traduit pas seulement par de l'*herpès*.

Collin.   6

Ces deux diathèses présentent fréquemment des manifestations viscérales, et bien des éruptions d'herpès (*angine herpétique* de Lasègue, *herpes utérin* de N. Gueneau de Mussy), ne sont pas toujours *herpétiques* dans le sens diathésique du mot.

A l'exemple du Dr *H. Sénac* (de Vichy), nous ferons remarquer que « nous eussions dû rejeter entièrement une appellation défectueuse pour accepter le nom beaucoup plus caractéristique de *Diathèse congestive* employé par le Dr *E. Cazalis* pour désigner cet état. Si nous ne l'avons pas fait, c'est en raison de l'inconvénient qu'il y a à substituer un nom nouveau à un nom accepté déjà dans la pratique. Nous éviterons, du reste, tout malentendu en spécifiant que nous n'employons jamais le mot « arthritis » dans le sens dérivé de son étymologie » (1).

Certains auteurs considèrent la goutte et le rhumatisme comme n'étant que des variétés d'une même diathèse, l'arthritisme, et admettent qu'elles sont réciproquement susceptibles d'être transformées l'une dans l'autre.

D'autres, au contraire, font de la goutte une diathèse à part.

Tout en admettant qu'au point de vue de sa pathogénie, de ses lésions anatomique, de ses symptômes, la goutte est un état diathésique à part, nous croyons cependant pouvoir admettre que ses liens de parenté avec le rhumatisme sont des plus étroits.

On ne naît pas goutteux d'emblée, et la plupart des

(1) H. Senac. Notions générales sur la diathèse congestive.

goutteux ont éprouvé des phénomènes de rhumatisme avant d'avoir la goutte, ou ont eu des arthritiques parmi leurs ascendants.

Voilà pourquoi nous considérerons l'arthritisme comme étant une prédisposition héréditaire qu'apportent toujours en naissant les descendants d'individus arthritiques (1), prédisposition par le fait de laquelle ces descendants pourront eux-mêmes suivant leur genre de vie, leur profession, devenir goutteux ou rhumatisants.

La diathèse arthritique peut exister seule ou bien être associée, chez le même individu, à la scrofule, à l'herpétisme ou même à la syphilis, ainsi que l'a démontré M. Vaffier dans sa thèse inaugurale (2).

Dans ces deux cas, ses manifestations viscérales qui le plus souvent (*Dumoulin*) sont la conséquence de la variété sthénique de la forme commune, sont heureusement influencées par les eaux de Saint-Honoré. C'est au Dr E. Collin (3) que cette station thermale doit sa juste renommée dans le traitement de ces affections (*Binet*).

Les bons effets que l'on obtient de ces eaux sur les localisations arthritiques dépendent du mode de traitement hydriatique auquel est soumis le malade.

Ce traitement qui variera avec toutes les indications

(1) « L'arthritis, dit M. Hallopeau dans son *Traité de pathologie générale* (page 30), est le fond commun sur lequel se développent le rhumatisme et la goutte. Ces maladies peuvent coïncider, mais elles existent plus souvent isolément et se transmettent intégralement. »

(2) Vaffier. Du rhumatisme syphilitique.

(3) E. Collin. Du diagnostic des affections pulmonaires de nature arthritique et de leur traitement par les eaux de St-Honoré.

fournies par l'état général, le degré d'acuité de la lésion, etc., consiste en bains, douches générales (de 40 à 45° C.), douches de vapeur, inhalation, etc.

L'action du soufre contenu dans les eaux, leur température, sont mis à profit dans le traitement de ces affections. On cherche à provoquer chez les arthritiques rhumatisants des sueurs salutaires qu'il est toujours facile d'obtenir à l'aide de bains chauds, et un effet révulsif sur la peau à l'aide de douches générales chaudes ou de douches de vapeur.

En somme, les eaux de Saint-Honoré sont indiquées dans l'arthritisme lorsque le malade est affaibli, anémique, quand cette diathèse est accompagnée d'herpétisme où de scrofule, ou bien toutes les fois que le sujet sera très nerveux, très irritable, et que l'on aura besoin d'obtenir une sédation sérieuse.

Scrofule.

La scrofule et le lymphatisme sont pour les uns des états différents, pour d'autres, au contraire, l'expression lymphatisme ne serait qu'un coquet euphémisme à l'usage de certains et surtout certaines malades. *On s'avoue lymphatique, mais non scrofuleux.*

Nous regardons le lymphatisme et la scrofule comme représentant les deux âges d'une même diathèse; le lymphatisme représente pour ainsi dire la *période d'incubation* de la scrofule.

Nous ajouterons que si le plus souvent l'on naît scrofuleux, on traverse d'abord la phase du lymphatisme avant d'arriver à la scrofule confirmée; que, d'autre part, si la scrofule peut être acquise, dans bien des circonstances, sinon toujours, les causes qui la déterminent agissent d'une façon bien plus rapide chez les individus entachés déjà de lymphatisme.

Les enfants nés d'un père ou d'une mère arthritiques, que ces derniers soient rhumatisants ou goutteux, apportent en venant au monde la prédisposition arthritique.

Issus de parents scrofuleux la plupart des enfants naissent lymphatiques et ne deviendront plus tard scrofuleux qu'autant que la prédisposition héréditaire, méconnue ou dédaignée par des parents qui se laissent trop souvent séduire pas une « *beauté lymphatique* » (Fleury), fournira aux causes déterminantes de la scrofule un terrain favorable à l'éclosion de cet état diathésique.

Ajoutons avec *Astrié* qu'il existe des scrofuleux présentant toutes les attributions des tempéraments bilioso-sanguin et lymphatico-sanguin. Ne faudrait-il pas chercher la cause de cette variété de l'habitus extérieur scrofuleux dans la coïncidence fréquente de l'arthritisme ou de l'herpétisme avec la scrofule? Certains individus au lieu d'avoir les chairs molles, les lèvres épaisses, le nez épaté, les yeux bleus, les cheveux blonds, etc., de la plupart des scrofuleux, présentent au contraire un tempérament sec, ils sont maigres, pour ainsi dire tout en muscles, leur teint est bronzé, le système pileux, très abondant chez eux, les yeux sont d'un noir d'ébène, et cependant ils présentent des lésions dont le caractère scrofuleux ne peut pas être mis en doute.

On voit donc que le *type scrofuleux* décrit si souvent,

ne présente pas toujours les mêmes caractères chez tous les sujets atteints de scrofule.

La fréquence de la scrofule héréditaire dans certains pays est expliquée le plus souvent par les unions consanguines. D'après Mitchell, cité par le Dr E. *Monin*, cette diathèse, si fréquente chez les enfants du N.-E. de l'Ecosse serait due à la multiplicité des mariages consanguins dans cette région.

Le danger qui résulte de ces unions décroîtrait d'après *Montégazza* dans l'ordre suivant:

1° Mariage entre les enfants des deux sœurs.

2° « « de frère et sœur.

3° « « de deux frères.

Ces trois lois, d'après le Dr E. Monin, tiendraient à ce que l'on hérite plutôt de sa mère que de son père, ensuite de ce qu'au point de vue de la transmission héréditaire des diathèses, on est toujours le fils de sa mère et non toujours de son père (1). »

Si nous considérons le lymphatisme comme étant la première étape de la scrofule, nous ne voulons en aucune façon affirmer par là qu'il en est toujours ainsi et que l'on ne puisse naître scrofuleux d'emblée.

On remarquera surtout l'absence de cette période lymphatique chez les enfants nés de parents scrofuleux qui possédaient eux-mêmes des ascendants atteints de scrofule.

D'un autre côté, des parents atteints des trois autres diathèse, de la syphilis surtout, mettront au monde des enfants entachés de leur tare diathésique, mais qui pourront eux-mêmes avoir des enfants scrofuleux.

(1) Dr E. Monin. De la consanguinité.

Cette transformation des diathèse niée par les uns, admise par les autres, offre souvent des exemples frappants que le médecin d'eaux minérales mieux que personne peut suivre et étudier.

Nous appuyant sur ces transformations successives, nous ne serions pas éloigné d'admettre que ces états contre lesquels la thérapeutique est le plus souvent impuissante, que ces deux dernières expressions de la déchéance organique, la tuberculose et le cancer ne sont que la dernière transformation, l'*évolution ultime* de certaines diathèses.

On pourrait objecter à cette opinion que, faute de preuves certaines, nous ne saurions admettre du reste complètement, la présence du bacille de *Koch* dans la tuberculose, et la caractéristisque anatomique que le dancer imprime au tissu qu'il frappe.

A cette objection il serait permis, croyons-nous, de répondre que rien encore ne permet d'affirmer absolument que le bacille de la tuberculose et les produits morphologiques du cancer ne sont que la *cause* et non l'*effet* de ces deux états pathologiques.

Caractérisée par des manifestations qui, dans leur succession, semblent suivre l'ordre dans lequel apparaissent les lésions syphilitiques, la scrofule, d'après Patissier, présenterait deux formes : 1° une *forme chronique indolente;* 2° une *forme éréthique subaiguë.*

Ce savant observateur réservait à la première les eaux stimulantes et conseillait à la seconde les eaux moins actives, hyposthénisantes.

Il nous semble que les indications thérapeutiques

doivent varier selon que l'on a affaire à des malades lymphatiques chez lesquls la scrofule n'est qu'à l'état latent, ou que cette diathèse est absolument confirmée.

De là deux modes de traitement :

1° *Traitement prophylactique*, c'est-à-dire destiné à empêcher l'éclosion du germe scrofuleux. 2° *Traitement curatif* par lequel on agit sur la scrofule créée de toutes pièces. Les auteurs sont loin d'être du même avis au sujet du traitement des manifestations de la scrofule par les eaux sulfureuses.

D'après *Bordeu* et *Bazin*, ces eaux produisent de très bons résultats sur les localisations de cette diathèse.

M. Durand-Fardel place, au contraire, au premier rang les eaux chlorurées sodiques, les eaux sulfureuses s'adressant, dit-il, plutôt à une série importante de manifestations scrofuleuses qu'à la diathèse elle-même.

Nous avons dit plus haut ce que nous pensons de l'action des eaux minérales sur les diathèses, nous ne saurions faire exception pour Saint-Honoré. Ces eaux n'attaquent pas la scrofule dans son essence, mais elles possèdent, lorsqu'on les administre d'une façon logique, une puissance curative incontestable sur les diverses manifestations scrofuleuses.

Nous parlerons plus loin du traitement du lymphatisme chez les enfants, traitement que nous considérons comme la prophylaxie de la scrofule héréditaire. Disons en quelques mots quels sont les avantages que fournit l'emploi des eaux de Saint-Honoré dans le traitement de la scrofule confirmée. Lorsque la scrofule se traduit par des localisations cutanées, muqueuses, articulaires ou osseuses, quand elle en est arrivée à cette seconde période de son évolution qui semble être le degré intermédiaire entre le lymphatisme et la tuberculose, les eaux de Saint-Honoré sont avantageusement employées.

Disons qu'il est d'une grande importance, au point de vue du traitement et du pronostic surtout, de savoir si les parties molles sont seules malades ou si, ce qui est bien plus grave, l'altération porte sur le tissu osseux.

Nous avons trouvé, dans la collection d'observations du Dr E. Collin, plusieurs cas de guérison de scrofule osseuse, de tumeurs blanches, par les eaux sulfureuses de Saint-Honoré.

On a dit avec raison que, dans le traitement de la scrofule, on devait tenir un grand compte du changement de climat, de la vie au grand air, etc. Nous sommes loin de refuser à ces différents modificateurs, qui sont les adjuvants précieux de toute cure hydrominérale, les effets que l'on peut en retirer, mais suffiraient-ils seuls ? Ne perdent-ils pas une grande partie de leur puissance lorsque le traitement minéral s'adresse à des malades qui habitent les lieux mêmes où se trouvent les sources ?

Nous connaissons des habitants de Saint-Honoré même qu'un traitement à nos eaux a guéris de leurs manifestations scrofuleuses : peut-on invoquer, comme seule cause de ces guérisons, les excellentes conditions climatologiques dans lesquelles ils se trouvaient, non seulement pendant la durée de leur traitement, mais encore depuis leur enfance ?

L'existence d'une notable quantité d'arsenic dans les

eaux sulfureuses de Saint-Honoré vient encore augmenter leur spécialisation dans le traitement prophylactique et curatif de la scrofule. Administrées avec prudence et discernement, elles peuvent déterminer, selon les indications fournies par les malades, ou bien une excitation favorable, ou bien une action sédative et hyposthénisante des plus précieuses.

En outre, leur action reconstituante, les modifications intimes qu'elles déterminent en agissant favorablement sur la nutrition des tissus, ont une réelle importance dans le traitement de cette maladie, que *M. le professeur Jaccoud* appelle, avec tant de raison, « *une dystrophie constitutionnelle à produits polymorphes.* »

En résumé, les eaux de Saint-Honoré ont une influence très marquée sur les manifestations scrofuleuses. Elles sont formellement indiquées non seulement dans le traitement prophylactique de cette diathèse, mais encore dans son traitement curatif, car elles en modifient' heureusement les localisations sur les muqueuses, la peau et les voies respiratoires.

Les manifestations ganglionnaires (1) superficielles ou profondes que l'on rencontre dans le lymphatisme, les diverses lésions qui caractérisent cet état, qui n'est plus du lymphatisme, mais qui n'est point encore la scrofule, disparaissent le plus souvent par l'usage des eaux de Saint-Honoré.

Les lésions articulaires, les lésions osseuses, surtout

(1) Surtout lorsqu'il n'existe qu'une simple hyperplasie du tissu ganglionnaire. (*Binet.*)

lorsqu'elles sont superficielles, sont souvent heureusement modifiées et quelquefois guéries à Saint-Honoré, surtout lorsque le traitement hydrominéral est employé dès le début de ces manifestations de la scrofule.

Herpétisme.

Tous les auteurs ne professent pas, au sujet de l'herpétisme, une opinion identique : l'herpétisme de Fontan n'est pas l'*herpétis* de Bazin, celui de *Bazin* n'est pas celui de M. le *professeur Hardy*, ni celui de M. *Lancereaux.*

« Quoi qu'il en soit, ainsi que le dit *L. Fontan*, nous devons voir dans la dartre avec les médecins que nous venons de citer, non seulement les produits d'une altération locale, mais un ensemble de caractères qui en font une famille très naturelle en nosologie ».

Il nous est impossible, étant donné les limites de ce travail, de passer en revue ou d'aborder l'étude critique des différentes opinions émises au sujet de la nature et des caractères de l'herpétisme.

Le Dr C. Collin, se basant sur les nombreuses observations qu'il a recueillies à Saint-Honoré, a émis son opinion sur cette diathèse dans un travail lu à la Société d'Hydrologie dans sa séance du 20 avril 1885 (1). Nous partageons absolument sa manière de voir, car il nous a été donné de constater à plusieurs reprises durant ces

(1) Collin. De l'herpétisme et de son diagnostic par la percussion et l'auscultation.

dernières années les faits incontestables sur lesquels il a basé son travail.

Qu'il nous soit donc permis de dire en quelques mots ce qu'a l'exemple du Dr E. Collin nous entendons par l'expression *herpétisme*.

« Maladie constitutionnelle, héréditaire, ayant son existence indépendante, mais souvent liée à une autre diathèse, l'arthritisme surtout, caractérisée par *un état variqueux plus ou moins général*, se manifestant très souvent par des affections cutanées non contagieuses et ne laissant jamais de cicatrices après la guérison, pouvant rester latente *quant à ses manifestations cutanées* ou causer des affections multiples muqueuses viscérales ou névrosiques ». Telle est la définition de l'herpétisme donnée par ce médecin.

De tous les caractères que l'inspecteur de Saint-Honoré donne à cette diathèse, la plupart sont aujourd'hui complètement admis.

La caractéristique variqueuse que le Dr E. Collin regarde comme particulière à l'herpétisme avait attiré l'attention de plusieurs auteurs.

« La perturbation de la nutrition des tissus du système veineux qui produit les varices, dit *Gigot-Suard*, a elle-même souvent pour cause un trouble général des fonctions de nutrition amenant la surcharge du sang par les principes excrémentitiels, l'herpétisme en un mot ».

« Les veines, dit M. *Lancereaux*, sont des organes qui s'altèrent d'une façon presque constante à un certain âge de la vie de l'herpétique ».

Rien ne prouve que l'herpétisme puisse être acquis, l'hérédité de cette diathèse est au contraire indiscutable. Son mode de transmission héréditaire est, croyons-nous avec Bazin, le même qui préside le plus souvent à la transmission de la scrofule et de l'arthritisme. L'herpétisme se transmet d'un sexe à un sexe contraire, le père donne à sa fille, la mère donne à son fils la tare héréditaire dont ils sont atteints; il y a hérédité croisée.

Pour M. *Pidoux*, l'herpétisme serait pour ainsi dire l'intermédiaire entre la scrofule, l'arthritisme, diathèses initiales, et la tuberculose et le cancer, diathèses ultimes (*Candellé*), tandis que pour certains médecins le cancer pourrait être considéré comme la dernière phase, l'évolution ultime de l'herpétisme.

« Nous sommes loin de nier l'existence de cette terrible maladie en dehors de l'herpétisme, dit M. le professeur *Hardy*, mais tout en faisant la part des lésions cancéreuses qui n'ont rien à voir avec le vice dartreux, nous croyons, et ceci est le résultat de l'observation, que le cancer est assez souvent lié à la dartre, dépend de cette diathèse, n'en est qu'une manifestation ultime, et que par suite les dartreux sont éminemment sujets à cette affection....... notre pratique personnelle est riche en observations de ce genre ».

Une curieuse observation de Fontan établit en outre la balance qui survient parfois entre l'eczéma et le cancer.

(1) L. Fontan. *Loc. cit.*

Cela admis, quels sont les caractères particuliers pathognomoniques de l'individu herpétique, quelle différence existe-t-il entre les manifestations de l'herpétisme et de l'arthritisme ; quels sont enfin les moyens diagnostiques de l'herpétisme à l'état latent?

Nous allons, en nous appuyant sur le travail du Dr E. Collin, répondre à ces trois questions qui nous semblent avoir en clinique une importance indiscutable.

I. *Type herpétique.* — « L'herpétique, dit l'Inspecteur de Saint-Honoré, est en général maigre, d'un tempérament habituellement nerveux, d'une constitution plutôt faible que forte. Il est sujet à des migraines qui reviennent à des époques plus ou moins éloignées.

« Chez lui, et cela dès son enfance, les fonctions de la peau s'accomplissent mal, et l'enveloppe cutanée est habituellement sèche et rude (1). On a dit que l'herpétique était sujet à une calvitie précoce. Je crois que l'on a confondu dans ce cas l'arthritique avec l'herpétique, chez lequel il n'est pas rare au contraire de rencontrer une chevelure abondante, malgré le pityriasis que présente souvent son cuir chevelu.

« Le facies de l'herpétique est selon moi caractéristique, je ne connais pas d'auteurs qui l'aient signalé. Sur une peau souvent pâle, il existe sur les deux pommettes une

(1) Il suffit d'avoir serré la main de certains herpétiques pour conserver de ce contact une sensation des plus particulières, mais se rapprochant un peu de celle qu'offre le contact de la main d'un syphilitique ayant de l'ichthyose. (*H. Collin.*)

vascularisation assez semblable à celle que l'on remarque au début sur le nez des buveurs, vascularisation qui se limite souvent brusquement et qui est d'autant plus apparente que les autres parties du visage sont plus pâles. Les sourcils semblent implantés sur une ligne d'un rouge plus ou moins foncé ; il existe assez souvent un peu de blépharite ciliaire ».

II. *Diagnostic entre l'herpétique et l'arthritique.* — Bien des auteurs considèrent l'arthritisme et l'herpétisme comme une seule et même diathèse. Nous ne croyons pas qu'il en soit ainsi. Les manifestations de ces deux diathèses présentent entre elles une dissemblance frappante. Leur diagnostic différentiel a été fait d'une manière très complète dans le travail auquel nous avons emprunté toutes les citations que nous venons de faire (1).

Nous regrettons vivement de ne pouvoir, étant donné les limites de notre travail, citer toutes les raisons d'après lesquelles le Dr Collin établit une différence absolue entre ces deux diathèses.

Il nous a été souvent donné, vu la fréquence des individus entachés de ces deux états diathésiques, de pouvoir observer les caractères bien tranchés appartenant à chacun d'eux. S'il nous était permis d'exposer quel est l'*état psychologique* habituel de l'arthritique et de l'herpétique, nous le caractériserions ainsi :

L'arthritique s'emporte facilement, entre dans des colères violentes, mais de peu de durée. Sa colère, une

(1) Dr E. Collin. Loc. cit.

fois passée, il regrette, s'efforce de faire oublier ces emportements qu'il ne sait, qu'il ne peut maîtriser. La vengeance est pour lui difficile, il oublie vite.

L'herpétique, au contraire, semble vivre dans un état d'*éréthisme cérébral* perpétuel.

La cause la plus futile provoque chez lui de ces colères sourdes d'autant plus terribles et plus persistantes que son esprit inquiet, soupçonneux, loin de leur donner un libre essor, ne fait que les nourrir en exagérant leur cause, quand il ne les crée pas de toutes pièces.

Il faut être armé d'une patience surhumaine pour pouvoir vivre avec certains herpétiques, car pour bon nombre de ces diathésiques, les prévenances sont des moqueries et les concessions des insultes.

Louis XI dut être un dartreux, Rabelais un arthritique.

III. *Diagnostic de l'herpétisme à l'état latent.* — L'herpétisme peut exister à l'état latent quant à ses manifestations cutanées; en d'autres termes, il peut y avoir des dartreux sans dartres, comme il est des arthritiques sans lésions articulaires.

L'herpétisme à l'état latent est admis par *M. le professeur Hardy*. « Souvent, dit-il, la diathèse dartreuse est complètement latente, mais dans un grand nombre de cas, pour un observateur attentif, même en l'absence de toute éruption, elle se traduit par des accidents spéciaux qui n'ont pas encore suffisamment attiré l'attention. »

Il est inutile d'insister, croyons-nous, sur l'importance clinique d'un moyen de diagnostiquer l'existence de l'herpétisme larvé, d'un signe à peu près certain qui permettrait de reconnaître à coup sûr l'herpétisme à l'état latent.

« Ce signe, dit le Dr Collin, je crois l'avoir trouvé et je vais tâcher de le décrire, en m'appuyant sur un nombre respectable d'observations ainsi réparties :

Sur 332 malades observés :

257 présentaient le signe dont je vais parler ;

27 ne le présentaient pas ;

48 étaient à la fois arthritiques et herpétiques.

« Si l'on percute la poitrine d'un herpétique, on trouve, dans l'immense majorité des cas, une *submatité* difficile à constater, si l'on n'est pas prévenu. Cette submatité se rencontre *en arrière* et *presque toujours à droite*, et a son centre habituellement à la partie moyenne et inférieure de l'omoplate.

« L'auscultation dans cette région permet de constater une *diminution*, quelquefois très légère, du *murmure vésiculaire*. L'oreille perçoit très bien le bruit d'expansion pulmonaire, mais moins qu'à gauche. Il semble qu'*un léger voile* vient s'interposer entre l'oreille et le poumon, quelquefois cette diminution du bruit respiratoire est accompagnée de râles sibilants ou sous-crépitants. C'est qu'il y a complication de bronchite où de congestion plus sérieuse, et le traitement venant exercer son influence sur les manifestations diathésiques, on peut voir disparaître ces râles, alors que le signe dont je viens de parler subsiste toujours. Je dois dire cependant que, dans certains cas, je l'ai vu disparaître complètement, mais je ne pourrais pas ajouter, d'*une ma-*

Collin.   7

nière définitive, car s'il est beaucoup de malades que je n'ai pas revus, ceux qui sont revenus à Saint-Honoré présentaient, en général, ce même signe, constaté lors de mon premier examen.

« A quelle cause attribuer cette légère submatité et cette diminution du bruit respiratoire à laquelle je donne le nom de *diminution en nappe?*

« Pourquoi ce signe se rencontre-t-il presque constamment du côté droit et dans la même région?

J'avoue qu'il m'est bien difficile de répondre à ces deux questions, et je ne pourrais formuler à ce sujet que des hypothèse. »

Après avoir cité l'opinion de : *Alibert, Bordeu, Laënnec, Gigot-Suard, Lancereaux,* le Dʳ Collin ajoute :

« Les citations que je viens de faire me permettent de tirer cette conclusion, c'est que dans la diathèse herpétique le poumon est très souvent atteint, qu'il existe un état variqueux des veines et des capillaires qui donne souvent naissance à une congestion pulmonaire chronique et souvent du côté droit.

« Serait-ce donc à une congestion légère du poumon droit, provoquée par *une dilatation veineuse ou une ectasie capillaire,* que je devrais attribuer le signe diagnostique que j'ai décrit? Pourquoi la submatité et la diminution du bruit respiratoire, pourquoi la congestion, en un mot, a-t-elle lieu dans l'immense majorité des cas à la partie postérieure du poumon droit? Il m'est impossible d'y répondre. »

Tels sont, d'après le Dʳ E. Collin, les signes de l'herpétisme, et la plupart des caractères qui permettent non

seulement de rapporter à cette diathèse certaines manifestations qui en dépendent, mais encore de la diagnostiquer à son état latent.

Ajoutons que ce médecin n'a, en aucune façon, la pré-
tention d'avoir décrit tous les caractères propres à tous
les herpétiques.

Une pareille description ne serait-elle pas, du reste,
absolument impossible? On en est réduit, lorsque l'on
étudie une diathèse, à ne tracer que de grandes lignes,
c'est ce qu'il a fait.

Observant bien plus les malades que la maladie, les
diathésiques que la diathèse, il a remarqué des caractères propres à la généralité des herpétiques, les a grou-
pés, et c'est ainsi qu'il est arrivé à émettre les opinions
que nous venons de citer.

L'herpétisme existant seul ou coïncidant avec l'arthritisme et surtout la scrofule, rentre dans le cadre de la
spécialisation de Saint-Honoré, ses manifestations diverses sont heureusement modifiées par ces eaux.

Est-ce à dire que l'on pourra traiter à Saint-Honoré
toutes les affections se rattachant à cette maladie générale dont elles ne sont que le retentissement sur les viscères ou sur l'enveloppe cutanée? Nous ne le croyons pas.

L'opportunité de ce traitement dépendra bien plus du
malade que de sa diathèse.

Suivant les caractères de son affection, suivant le malade lui-même il faudra recourir, soit à la médication
excitante, soit, au contraire, employer les propriétés sé-
datives de nos eaux, qui ont le grand avantage pour

celui qui sait les employer, de pouvoir produire l'un ou l'autre de ces deux effets physiologiques.

En d'autres termes, suivant les indications fournies par le malade, suivant le caractère, le siège de la manifestation diathésique, il faudra s'adresser, soit au soufre, soit à l'arsenic.

Le soufre, par l'excitation qu'il pourra produire, agira comme substitutif sur les localisations cutanées ou muqueuses, comme dérivatif sur les affections viscérales.

L'arsenic diminuera la violence et l'acuité des symptômes inflammatoires des dermatoses dont il transformera les éléments embryoplastiques, et agira d'une façon incontestable contre le prurit violent que la plupart déterminent.

Tout en tenant compte de l'âge, de la constitution, des habitudes de chaque malade, on administrera dans les cas de manifestations herpétiques les eaux de Saint Honoré en bains, inhalations, pulvérisations, gargarismes et douches locales ou générales.

Les affections herpétiques sont longues à guérir, il faut se défier d'une guérison trop prompte, car souvent l'herpétisme ne quitte un organe que pour se localiser sur un autre.

Deux, quelquefois trois saisons, sont nécessaires pour arriver à faire disparaître ces différentes manifestations ; ajoutons que dans l'intervalle des saisons, l'eau de Saint-Honoré, bue loin des sources, a donné entre les mains de beaucoup de médecins d'excellents résultats dans le traitement des manifestations pulmonaires de l'herpétisme.

Syphilis.

Grâce aux composés sulfureux qu'elles contiennent, les eaux de Saint-Honoré, comme la plupart des eaúx sulfureuses, agissent sur la syphilis de trois façons :

1º En dévoilant cette diathèse quand elle est à l'état latent;

2º En aidant au traitement spécifique ;

3º En modifiant heureusement la cachexie mercurielle.

La propriété qu'ont les eaux sulfureuses de servir de « *pierre de touche* » à la syphilis, a été plus ou moins complètement acceptée par tous les auteurs. MM. Pégot et Lambron sont d'avis que quelque reculée que soit la date de l'infection, du moment où la syphilis n'est pas guérie, elle reparaît toujours sous l'influence du traitement sulfureux.

Il peut arriver, en outre, que la syphilis coïncide avec l'herpétisme, la superposition de ces deux diathèses, assez fréquente, du reste, a été longuement étudiée par M. Revillet dans sa thèse inaugurale (1).

Lorsque pareil *accouplement* diathésique se présente, les eaux sulfureuses offrent, parfois, un précieux moyen de diagnostic. « Les effets du traitement thermal, dit *Pégot* cité par Fontan (2), permettent alors de distinguer ce qui appartient à l'une et appartient à l'autre, car une fois une première période d'excitation traversée, la manifestation herpétique ne tarde pas en général à subir à un

(1) Revillet. Syphilis chez les dartreux. Lyon.
(2) L. Fontan. *Loc. cit.*

certain degré l'action curative du traitement, tandis que
la dermatose spécifique demeure au même point ou ne
fait que s'exaspérer. »

« D'ailleurs, ajoute Fontan, comme l'a fait judicieuse-
ment remarquer *M. L. Blanc* (1), quand les sulfureux
font apparaître les manifestations syphilitiques, celles-ci
prennent une coloration rouge plus foncée, sans jamais
amener des démangeaisons comme cela arrive souvent
pour les manifestations arthritiques, et plus souvent encore pour les éruptions herpétiques.

Ce pouvoir de « *dévoiler l'inconnu* » peut être expli-
qué par l'action excitante du soufre, mais on ne saurait
conclure à une loi absolue.

Telle est, du reste, l'opinion d'un maître en syphilio-
graphie, M. le Dr Ricord : « Les eaux sulfureuses, dit-il,
ont été données comme pierre de touche en l'absence de
manifestations syphilitiques : la question est grave. Il
est évident que les eaux minérales peuvent mettre en
mouvement les manifestations d'une diathèse latente,
mais il n'y a rien d'absolu dans cette action, et on ne
saurait accepter aucune conclusion définitive à ce sujet (2). »

Nous ne saurions trop nous ranger, pour ce qui regarde
les eaux de Saint-Honoré, à l'opinion de MM. Ricord et
Jullien. Cet appel aux manifestations d'une syphilis larvée

(1) L. Blanc. Action du soufre et des sulfureux dans la syphilis. Th. Paris, 1867.

(2) Telle est également l'opinion de notre savant ami le
Dr L. Jullien qui, avec sa bienveillance habituelle a bien voulu
nous exposer ses idées à ce sujet.

peut être parfois le résultat de l'usage de ces eaux (1), mais nous sommes loin d'affirmer qu'il en est toujours ainsi.

Le traitement par les eaux de Saint-Honoré, joint au traitement spécifique, est très efficace chez certains syphilitiques, surtout lorsqu'avec la syphilis coïncide la scrofule.

Ces eaux sont indiquées chez ces malades qui ne peuvent prendre une seule dose de mercure, quelque minime qu'elle soit, sans voir apparaître aussitôt une salivation abondante.

Elles favorisent, en outre, l'assimilation des spécifiques, en agissant sur les voies digestives ; elles donnent du ton à l'organisme, et dans les cas ou la cachexie mercurielle a produit un trouble profond de l'économie, elles ne peuvent que donner de précieux résultats (2).

§ II. — *Affections spéciales traitées à Saint-Honoré.*

Nous avons vu dans le chapitre précédent quelle était l'action des eaux de Saint-Honoré sur les manifestations diathésiques ; nous allons passer successivement en revue quelques-unes de ces manifestations.

Disons d'abord quelle est la spécialisation thérapeutique de ces eaux.

(1) Voir les différentes observations citées par le Dr E. Collin. Saint-Honoré-les-Bains (Nièvre), Eaux sulfur. sod. Delahaye, 1872.

(2) Voir, au sujet des eaux sulfureuses sur la syphilis, l'exposé des opinions de MM. *Doyon* (Uriage), *Sénac-Lagrange, Delavarenne* (Luchon), in *Annales de la Soc. d'hydrol.*, 1884.

D'après ce que nous venons de dire, nous appuyant, d'une part, sur les observations des divers médecins qui se sont occupés de cette station thermale, de l'autre, sur l'analyse chimique de ces eaux, nous croyons pouvoir avancer, sans crainte d'objection, *qu'elles sont surtout spéciales au traitement des malades atteints de manifestations scrofuleuses et herpétiques.* Nous devons ajouter, en outre, que si leur emploi n'était pas prudent, ces eaux pourraient être dangereuses chez certains herpétiques et strumeux, de même que chez certains individus arthritiques ou syphilitiques, lorsqu'elles sont administrées avec prudence, elles peuvent donner d'excellents résultats, bien que ces deux dernières diathèses n'entrent pas positivement dans le cadre de leur spécialisation.

Les manifestations de l'herpétisme et la scrofule rencontrent-elles, dans les éléments minéralisateurs de ces eaux, chacun leur élément thérapeutique spécial, le soufre agit-il sur la scrofule, l'arsénic sur l'herpétisme, ou bien ces deux corps en dissolution dans l'eau de Saint-Honoré, et dont l'action est puissamment aidée par la température et les autres principes constitutifs de cette eau, agissent-ils tous les deux, d'une manière indivise, sur les manifestations de chacune de ces diathèses ?

Nous croyons pouvoir répondre d'une manière affirmative à ces deux questions.

Ces eaux possèdent, en effet, lorsqu'on sait s'en servir, deux actions toutes différentes : on peut en obtenir ou bien une action excitante, ou bien une action sédative, suivant le mode d'emploi des moyens hydriatiques auxquels on a recours, suivant que l'on s'adresse plutôt au soufre qu'à l'arsenic et *vice versa.*

On pourra donc avoir recours soit au soufre, pour combattre les manifestations scrofuleuses, soit à l'arsenic pour agir contre les localisations herpétiques.

Ce serait cependant aller un peu trop loin, croyons-nous, que de poser en fait que *toujours* les affections scrofuleuses doivent être traitées par le soufre et les manifestations herpétiques par l'arsenic.

Le cachet particulier, la caractéristique bien définie que chaque diathèse imprime à l'individu qui en est atteint les modifications nouvelles que vient imprimer à un organisme déjà diathésique une nouvelle diathèse acquise, scrofule ou syphilis, devra surtout guider le médecin dans l'emploi qu'il devra faire de l'une ou de l'autre de ces deux actions si opposées, que l'on peut obtenir de nos eaux.

D'autre part, il n'est pas absolument démontré que chez des individus herpétiques, scrofuleux ou arthritiques, l'action simultanée du soufre et de l'arsenic ne puisse donner de bons résultats. Nous avons vu que loin de se nuire l'un à l'autre, ces deux éléments minéralisateurs des eaux de Saint-Honoré ne faisaient au contraire que s'entr'aider; aussi, en employant ces eaux d'une façon raisonnée et prudente, pourra-t-on faire bénéficier les malades de l'action propre à chacun d'eux.

Les eaux de *Saint-Honoré* sont donc *spéciales* au traitement des *manifestations muqueuses, pulmonaires et cutanées de la scrofule et de l'herpétisme,* certaines localisations *pulmonaires* de l'*arthritisme* peuvent être, en outre, heureusement modifiées par elles.

Ces eaux peuvent agir très efficacement chez les enfants lymphatiques ou issus de parents entachés d'herpétisme, en permettant d'instituer contre l'éclosion de ces deux états morbides un traitement prophylactique des plus sérieux.

Tels sont les *grands traits* de la spécialisation des eaux de Saint-Honoré, et tel sera l'ordre dans lequel nous étudierons l'action de ces eaux sur les diverses manifestations diathésiques. A l'appui des heureux effets du traitement de chacune d'elles par les eaux de Saint-Honoré, nous citerons, en indiquant leur origine, plusieurs observations que les limites de ce travail nous forceront à résumer.

I. *Affections des voies respiratoires.*

L'action des eaux de Saint-Honoré dans le traitement des affections des voies respiratoires réside dans les effets produits : d'une part, sur l'organisme tout entier (*bains, inhalations, boissons, douches*) ; de l'autre, sur les muqueuses du larynx, du pharynx (*gargarismes, pulvérisation*) et sur la muqueuse pulmonaire (*inhalation*).

En étudiant les effets physiologiques de l'inhalation telle qu'on la pratique à Saint-Honoré, nous avons montré l'action de l'hydrogène sulfuré sur les voies aériennes ; nous y reviendrons en parlant de chaque affection pulmonaire en particulier.

Angines et laryngites chroniques.

Fidèle à la ligne de conduite que nous avons tenue dans l'étude des propriétés thérapeutiques des eaux de Saint-Honoré, ne voulant en aucune façon nous écarter d'une voie que nous suivrons toujours dans la pratique, parce que seule elle nous semble véritablement clinique, nous allons étudier plutôt le *malade que l'affection*, bien moins les angines et laryngites chroniques que les localisations des diverses diathèses sur la gorge et le larynx.

Si l'on consulte la plupart des auteurs qui se sont occupés des affections du larynx, on est surpris de constater que plusieurs ont omis l'étude de la laryngite chronique, et que d'autres l'ont confondue avec la phtisie laryngée. Il faut cependant admettre l'existence d'une laryngite chronique comme l'on admet celle de la bronchite chronique, et l'on pourrait dire que la laryngite tuberculeuse commence souvent par une laryngite chronique.

Si l'on peut observer des laryngites chroniques débarrassées de tout espèce de symptômes diathésiques, il n'en est pas moins vrai que les arthritiques comme les syphilitiques, les herpétiques comme les scrofuleux et les tuberculeux peuvent présenter des lésions chroniques du larynx ou du pharynx, dont les caractères sont le plus souvent assez tranchés pour pouvoir permettre de les différencier au point de vue diathésique (1).

(1) « En présence d'une angine qui occupe la luette, le voile

Dans ces diverses affections du larynx, les eaux de Saint-Honoré employées en bains, boisson, gargarisme, inhalation et pulvérisation (ces différents modes de traitement étant adaptés aux *indications fournies par chaque malade*), ont rendu de grands services.

Dans certaines aphonies qui tiennent à une paralysie des cordes vocales, on arrive à de très bons résultats en joignant l'application de l'électricité à la médication sulfuro-arsenicale.

Laryngite chronique, catarrhale simple.

Les individus atteints de cette affection ont le plus souvent une santé générale assez bonne, mais les exigences de leur position les force à parler, à chanter beaucoup (*avocats, professeurs, artistes*).

Ils présentent de l'enrouement à un degré variable. Au laryngoscope on ne trouve pas d'altérations plus ou moins profondes, mais une simple rougeur de la muqueuse du larynx et des cordes vocales.

Le repos de l'organe fatigué, ainsi que l'éloignement de toutes les causes d'excitation locale, accompagnés de douches révulsives sur les extrémités inférieures et quelquefois de douches générales, donnent chez ces malades de très bons résultats.

du palais, le pharynx, et dont l'aspect est framboisé, granuleux mûriforme, il faut songer à la scrofule. » E. Quinquaud. De la scrofule dans ses rapports avec la phtisie pulmonaire. Thèse d'agrég., 1883.

Observation I.

Laryngite chronique datant de deux ans. Grande amélioration.
(Dʳ E. Collin.)

M. X..., avocat, 43 ans, belle constitution, tempérament nerveux, n'a jamais été malade, si ce n'est que, depuis cinq ou six
six ans, il a eu de fréquents coryzas.

Il y a deux ans, à la suite d'un exercice fatiguant et prolongé
de la voix, il fut pris d'aphonie presque complète.

Depuis lors, il ne peut plus parler sans être bientôt enroué.

Différents traitements ont été employés : le chlorate de potasse,
des insufflations d'alun, sont restés sans résultat. Il en a été de
même de la médication hydrothérapique.

M. X... arrive à Saint-Honoré le 7 juin 1868.

Etat. — Enrouement facile, toux légère, inappétence.

Rien à la percussion ni à l'auscultation.

A l'examen laryngoscopique, on remarque que les cordes vocales, sans être très rouges, ont perdu cependant cette blancheur nacrée qui est leur coloration normale.

Inhalations, douches révulsives, boisson.

Le 7 juillet, M. X... quitte l'établissement très content du résultat. La voix est claire, se fatigue moins vite ; les cordes vocales sont très blanches, la sécheresse de la gorge a disparu.

Voilà bien une laryngite chronique simple débarras-
sée de toute diathèse, au moins en apparence (car les
coryzas répétés dont se plaignait M. X... sont très fréquents chez les arthritiques), et qui n'a pour cause appréciable que la fatigue provenant d'un exercice immodéré
de la parole.

Angines et laryngites chez les herpétiques.

Nous ne saurions trop insister sur l'importance du

signe dont nous avons parlé plus haut et qui pourra permettre de diagnostiquer la nature herpétique de certaines angines ou laryngites chroniques mal définies.

Dans la majorité des cas, les malades atteints de cette affection ont présenté déjà des manifestations cutanées. Il n'en est pas toujours ainsi, et les manifestations diathésiques des premières voies respiratoires peuvent très bien être le début du cycle symptomatique que va suivre la diathèse herpétique jusque-là à l'état latent.

Chez la plupart de ces malades, la peau fonctionne mal, la sécrétion cutanée est peu abondante, la peau est sèche, les moindres écarts de régime sont la cause d'une éruption cutanée prurigineuse.

Il peut y avoir de la pharyngo-laryngite et dans ce cas le voile du palais est souvent rouge et présente quelques granulations.

Les granulations des muqueuses, au lieu d'être implantées comme dans la laryngite des arthritiques sur une muqueuse boursouflée, sont environnées d'un réseau variqueux plus ou moins prononcé. (E. Collin.)

Au laryngoscope on trouve de la rougeur aux cordes vocales inférieures des deux côtés à la fois.

Chez ces malades l'inhalation, la pulvérisation, l'eau en boisson et quelquefois de grands bains ou des douches de vapeur donnent de bons résultats.

Une éruption survenant à la peau pendant le traitement doit être considérée comme l'indice d'une amélioration prochaine.

Observation II.

Laryngite chronique chez un herpétique. — Guérison.
(Dr E. Collin.)

Mme D..., 63 ans, belle constitution, a présenté à diverses reprises des éruptions eczémateuses. Il y a quelques années,elle fut prise de toux et d'enrouement, pour lesquels Trousseau fut consulté et prescrivit des cigarettes arsenicales.

Mme D... arrive à Saint-Honoré le 15 juin 1867.

Etat. — Rien à la peau, sécheresse de la gorge, enrouement considérable, légère douleur au larynx, rougeur des piliers du voile du palais et de la muqueuse pharyngienne, sur laquelle on remarque quelques légères granulations.

Rougeur intense de la muqueuse du larynx et des cordes vocales inférieures.

Inhalations bi-quotidiennes, bains à 35°, douches révulsives, eau en boisson.

6 juillet, départ de Mme D.... La toux et l'enrouement ont disparu ; les cordes vocales sont d'un blanc nacré ; il y a, depuis quelques jours, *des plaques rouges aux jambes avec du prurit.*

On ne peut nier la nature herpétique de cette affection constatée du reste par Trousseau qui avait cherché à la combattre par des préparations arsenicales. On voit.du reste disparaître la laryngite en même temps que la diathèse herpétique se manifeste sur les extrémités inférieures.

Cette malade a-t-elle été guérie à tout jamais, nous l'ignorons et n'osons l'espérer, car il est impossible en une saison de se débarrasser irrévocablement des manifestations herpétiques quelles qu'elles soient.

Laryngite chronique chez les arthritiques.

En général les individus qui sont atteints de cette affection présentent, outre les caractères qui leurs sont
propres, les symptômes généraux caractéristiques de
l'arthritisme.

Souvent ils ont eu du rhumatisme articulaire ou mus-
culaire, leur profession les prédispose aux refroidissements, quelques-uns vivent dans de mauvaises conditions hygiéniques (appartements humides); presque tous
ont des ascendants arthritiques.

Ce sont ordinairement des gens forts, vigoureux dont la
peau fonctionne beaucoup, surtout celle du crâne (1); ils
ont des tendances à l'obésité, aux congestions viscérales,
aux bourdonnements d'oreille. On remarquera chez
beaucoup d'entre eux un certain retrait de gencives,
sorte de *gingivite expulsive* qui laisse à nu les racines
des dents dont la chute a lieu sans douleur. (E. Collin.)

La laryngite chronique des arthritiques survient
parfois sans causes appréciables et peut disparaître de
même. D'autres fois elle coïncide avec un brusque changement de température.

En dehors de la rougeur et de la congestion de la muqueuse laryngienne on constate en outre de l'inflammation de la pituitaire et des granulations du larynx et du
pharynx.

(1) On a dit que l'herpétisme prédisposait à la calvitie précoce,
nous croyons avec le Dr E. Collin que la calvitie est plus fréquente
chez les arthritiques que chez les dartreux.

Ces granulations reposeraient sur une muqueuse bour-souflée (E. Collin). Au laryngoscope on constate de la rougeur des cordes vocales. L'inspecteur de St-Honoré a beaucoup insisté dans son dernier travail sur la facilité avec laquelle la rougeur congestive des cordes vocales s'empare *alternativement* de l'une ou de l'autre. Ce serait là, d'après lui, un très bon moyen de diagnostiquer le plus souvent la laryngite arthritique.

L'eau de Saint-Honoré employée en bains, douches, inhalation, etc., etc., modifie très heureusement ces laryngites chroniques.

OBSERVATION III.

Laryngite chez un arthritique. — Guérison. (Dr E. Collin.)

M. de S..., tempérament nerveux sanguin, 52 ans ; sa mère a été atteinte de rhumatisme ; il a lui-même, pendant sa jeunesse, ressenti quelquefois des douleurs rhumatismales de courte durée. A 20 ans, affection d'estomac qui cède à l'emploi des eaux de Vichy, mais qui bientôt est remplacée par une affection intestinale.

Une nouvelle saison à Vichy le débarrasse. Quelques années après, surviennent des douleurs à la vessie, envies fréquentes d'uriner, sables dans les urines ; les alcalins le soulagent encore momentanément, mais, de temps à autre, il souffre de l'une de de ces différentes manifestations de l'arthritis.

Depuis deux ans, M. de S... n'a rien ressenti ni à l'estomac, ni à l'intestin, ni à la vessie, mais il souffre continuellement de l'arrière-gorge et du larynx.

Arrivée à Saint-Honoré le 15 juillet 1867.

État. — Amaigrissement, toux, sécheresse habituelle de la gorge, enrouement et quelquefois aphonie ; froid habituel aux pieds.

Quelques granulations sur la muqueuse du pharynx.

Rougeur intense des cordes vocales inférieures.

M. de S... a déjà suivi plusieurs traitements. Trousseau, pendant des mois, lui a fait prendre de la teinture de colchique, dont il s'est mal trouvé.

Le 7 août, M. de S... part bien portant. La voix est très belle ; il ne reste plus rien à la gorge, si ce n'est quelques légères granulations.

On ne saurait constater la nature de cette affection, tout jusqu'au traitement de Trousseau en confirme la nature diathésique.

Laryngite chronique chez les syphilitiques.

Ainsi que nous l'avons dit dans l'étude des eaux de St-Honoré sur le traitement de la syphilis, on ne peut accorder à ces eaux minérales qu'une bien faible part dans les résultats thérapeutiques obtenus. Il est possible cependant que les sulfureux puissent aider au traitement spécifique qu'il ne faut jamais négliger.

Ainsi que le montre l'observation suivante, lorsque le traitement spécifique est institué depuis longtemps et que la guérison de la lésion syphilitique survient pendant la durée d'une saison thermale, on est en droit d'accorder sinon la totalité tout au moins une grande partie de la guérison à la médication hydriatique.

Observation IV.

Laryngite syphilitique avec large ulcération. — Guérison.
(Dr E. Collin.)

M. X..., 25 ans, tempérament nerveux, bonne constitution; chancres il y a deux ans et demi pour lesquels il a fait un traitement mercuriel.

Il y a un an, éruption syphilitique à la peau.

Depuis six mois, la gorge est devenue malade, puis est survenu de l'enrouement accompagné d'une douleur assez vive si l'on appuie sur le larynx.

Etat. — Le 26 août 186.... — La voix est presque complètement éteinte, douleur vive à la pression, rougeur des piliers du voile du palais et de la muqueuse du pharynx, mais sans ulcérations.

Le laryngoscope nous permet de voir une large ulcération à la naissance de l'épiglotte avec rougeur intense de la muqueuse; les ganglions du cou sont engorgés.

M. X... continuait encore un traitement spécifique quand il partit pour Saint-Honoré.

Traitement. — Inhalation, bains, eau en boisson, pilules de Ricord, cautérisation.

Le 27 septembre, M. X... quitte Saint-Honoré. La voix est revenue, et l'ulcération est complètement cicatrisée.

Laryngite chronique tuberculeuse.

La tuberculose peut-elle débuter d'emblée par le larynx ou bien cette affection doit-elle être regardée comme se rattachant toujours à la phtisie pulmonaire? Nous n'avons pas ici à examiner cette question.

Prises au début, surtout chez les scrofuleux tuberculeux, les inhalations sulfureuses peuvent être d'une grande utilité.

La pulvérisation, la cautérisation, qui dans les cas de laryngite chez les herpétiques ou chez les arthritiques donnent de bons résultats, doivent être contre-indiquées lorsque les ulcérations siègent au niveau de l'épiglotte ou sur les replis aryténo-épiglottiques.

Le malade, en effet, ne sait pas se servir de l'appareil pulvérisateur, souvent il s'est trop rapproché ; le choc de l'eau poudroyée peut être trop violent et déterminer sinon la rupture de petits vaisseaux exulcérés, tout au moins une action mécanique nuisible (1).

On ne peut du reste, dans les cas d'ulcération, qu'obtenir une amélioration passagère.

Il est des cas cependant, mais ils sont bien rares, où l'on a pu enrayer cette redoutable affection, mais on ne saurait espérer la guérir.

OBSERVATION V.

Laryngo-bronchite tuberculeuse. — Disparition complète de la laryngite. — Amélioration très grande du côté du poumon. — (Dr E. Collin.)

M. X..., 30 ans, lymphatique, nerveux, faible constitution. Grand'mère maternelle morte phthisique ; la mère porte sur le cou des cicatrices d'abcès froids, ouverts pendant son enfance; sa sœur est morte phtisique, il a lui-même, jusqu'à 20 ans, donné les inquiétudes les plus sérieuses à sa famille.

A 20 ans, M. X... s'est un peu fortifié, mais a toujours été sujet à des rhumes fréquents. Le moindre voyage, une nuit sans sommeil, laissaient sur sa figure des traces visibles de souffrance;

(1) On a pu voir survenir l'apparition d'œdème de la glotte à la suite de cautérisation ou de pulvérisation mal exécutées (*Joal*).

la plus petite transition du chaud au froid amenait immédiatement une toux qui s'éternisait.

Depuis deux ans, l'affection de poitrine est allée en augmentant, en même temps qu'il est arrivé un enrouement pour lequel
il a été soumis déjà à différentes médications.

Etat, le 14 août 1869. — Affaiblissement, maigreur, oppression, toux fréquente, enrouement.

Auscultation. — Craquement humide au sommet du poumon
gauche, dans la fosse sous-épineuse.

Laryngoscopie. — Rougeur violacée des cordes vocales inférieures.

Inhalations bi-quotidiennes, douches révulsives, eau en boisson.

15 août. Nouvelle auscultation. Outre les symptômes recon-
nus hier, je trouve que la respiration est très faible au sommet
et en arrière du poumon droit.

Le 20. L'enrouement est moindre, l'expectoration plus abondante et plus facile ; il me semble que les craquements sont
moins humides du côté gauche, et que la respiration est plus
facile à droite.

Le 30. Le malade va de mieux en mieux ; ses forces sont revenues.

7 septembre. M. X... quitte Saint-Honoré. La voix a repris
son timbre normal et les cordes vocales sont d'un blanc nacré.

A l'auscultation, il est nécessaire de faire exécuter une forte
inspiration pour retrouver encore quelques craquements. Le
poumon droit respire parfaitement ; il reste quelques quintes de
toux, mais l'état général est excellent.

Bronchites chroniques catarrhales.

Le catarrhe bronchique, cette affection des voies respiratoires que l'on a différenciée de la bronchite chronique, dont il est le plus souvent une complication, est

une des nombreuses manifestations pulmonaires entrant dans le cadre de la spécialisation des eaux de Saint-Honoré.

Il est rare que l'on ait à soigner des bronchites chroniques franches ; il est presque toujours facile, en interrogeant et en examinant les malades, de retrouver chez eux une cause diathésique quelconque, scrofuleuse ou herpétique, plus rarement rhumatismale.

Cette affection peut cependant être dépourvue de tout élément diathésique, et le Dr Grasset a démontré, dans sa thèse inaugurale, l'existence de bronchites chroniques, manifestations directes de l'intoxication par le miasme paludéen.

La scrofule et l'herpétisme ont prédisposé le malade à l'inflammation des voies aériennes, une cause déterminante étant survenue, la muqueuse bronchique est enflammée, et cette inflammation puise dans la diathèse, cause prédisposante, sa chronicité et ses caractères particuliers.

Très fréquemment, lorsqu'il y a influence diathésique, on voit une bronchite céder au traitement, tandis qu'apparaît à la peau une manifestation de la même diathèse, manifestation supprimée depuis longtemps. Réciproquement, il n'est pas rare de voir la disparition d'une affection cutanée coïncidant avec l'apparition d'un catarrhe bronchique.

Le catarrhe bronchique scrofuleux est fréquent à Saint-Honoré, et il est impossible de ne pas le reconnaître, dans la plupart des cas le malade portant le plus

souvent la caractéristique évidente de cet état diathésique.

Après lui, par ordre de fréquence, vient le catarrhe lié à
la diathèse herpétique, le catarrhe chronique scrofuleux,
et enfin la bronchite chronique dépendant d'un état
arthritique.

Quels seront les procédés hydriatiques que l'on devra
mettre en usage pour combattre les manifestations catarrhales chroniques des bronches se présentant chez les
divers diathésiques ?

Il ne faudra pas, croyons-nous, se borner à vouloir
agir exclusivement sur l'état diathésique lui-même, il
faudra également attaquer et la diathèse, et sa manifestation sur les bronches.

On agira contre l'élément catarrhal par les eaux de
Saint-Honoré prises en boisson, par l'inhalation de l'hydrogène sulfuré, qui présente une action modificatrice
élective sur la muqueuse respiratoire, en tant que topi-
que direct d'une part, indirect de l'autre, en tant
qu'exhalé par cette muqueuse. Sans parler de l'action
incontestable du soufre et de l'arsenic sur la cause diathésique elle-même, les composés sulfureux exhalés,
l'hydrogène sulfuré inhalé sont les agents les plus puissants de la médication anticatharrale.

Les effets différents, sédation ou excitation, que l'on
pourra obtenir des eaux de Saint-Honoré, seront mis
à contribution par le médecin, selon l'état du malade et
suivant la diathèse dont la lésion bronchique porte
l'empreinte.

Il faudra, d'après les malades, savoir doser les séances d'inhalation. Beaucoup de catarrheux bronchiques ont bénéficié de l'action sédative que l'on peut obtenir par l'inhalation de l'hydrogène sulfuré. D'autres, au contraire, seront justiciables de l'action excitante que l'on pourra également obtenir de ce mode d'administration des eaux de Saint-Honoré.

L'étude aussi complète que possible que nous avons faite de l'action physiologique de ces eaux nous permettra de ne pas nous appesantir davantage sur cette question.

Chez les arthritiques atteints de bronchite catarrhale chronique, l'inhalation faite d'une manière prudente, les révulsifs extérieurs, douches générales chaudes, douches de pieds, devront être indiqués le plus souvent.

Ainsi que le fait remarquer avec raison le D*r* *Grenier,* « les effets obtenus sont curatifs dans les catarrhes liés à la scrofule et à l'herpétisme ; ils sont surtout palliatifs dans ceux qui ont pour note l'arthritisme. »

Dans ce dernier cas on ne saurait se servir avec trop de prudence de la médication sulfureuse, lorsque le malade présente des tendances aux congestions viscérales.

Chez les vieillards, il ne faut pas chercher à produire la disparition subite de ces sécrétions bronchiques abondantes qui sont un des principaux caractères de la bronchite sénile, il faudra arriver progressivement à les modifier ou [tout au moins à diminuer leur abondance, cause de fatigue considérable pour l'organisme tout entier.

Chez les individus qui présentent comme cause de leur bronchite une lésion organique du cœur ou des gros vaisseaux, lorsqu'il existe de la fièvre, lorsqu'un phénomène aigu intercurrent vient se greffer sur la bronchite elle-même. les eaux de Saint-Honoré, si l'on ne doit pas absolument les contre-indiquer, doivent être maniées avec la plus grande prudence.

Le catarrhe bronchique des scrofuleux a été bien étudié au sujet de l'action des eaux de Saint-Honoré par le Dr C. Allard.

« Trois sortes de catarrhes scrofuleux, dit-il, me paraissent devoir être notés : le catarrhe simple, le catarrhe accompagné d'affections cutanées de même nature, et enfin le catarrhe propre à la phtisie scrofuleuse ». Le savant inspecteur de Saint-Honoré cite dans son travail trois observations de guérison de cette affection chez les scrofuleux (1).

Les moyens curatifs qu'il employa furent l'eau prise en boisson et les séances d'inhalation.

A propos de ce dernier mode de traitement sur lequel s'appuie le Dr Allard, nous ajouterons qu'à l'époque de son inspectorat à Saint-Honoré, les salles d'inhalation n'étaient pas du tout dans les conditions où elles se trouvent aujourd'hui. C'étaient alors en effet de véritables étuves alimentées d'un côté par les vapeurs spontanées, mais peu riches en hydrogène sulfuré, qui s'échappaient des puits alimentés exclusivement par les Romains, de l'autre par des vapeurs forcées arrivant des deux générateurs voisins.

Le malade, à cette époque, était soumis à une inhala-

(1) C. Allard. Du traitement de la scrofule par les eaux sulfureuses. *Ann. Soc. hydrol.*, t. V.

tion de vapeurs d'eau, et ne pouvait bénéficier comme aujourd'hui de l'action élective de l'hydrogène sulfuré sur la muqueuse respiratoire.

Faisons remarquer aussi, que les malades dont parle M. Allard ont tous présenté au début de leur traitement une période d'excitation caractéristique. Nous insistons sur ce fait, car l'inhalation de l'hydrogène sulfuré, telle qu'elle se fait aujourd'hui à Saint-Honoré, peut aussi déterminer cette période d'excitation que l'on devra, suivant les malades, ou éviter ou tout au contraire provoquer.

OBSERVATION VII.

Bronchite chronique chez un scrofuleux. — Guérison.
(Dr E. Collin.)

M. Alfred C..., 16 ans, tempérament lymphatique, faible constitution, enfance maladive, a été mis très jeune en pension, où il se nourissait très difficilement. Pas d'hérédité. Il y a six ans, dysenterie très grave, dont il a eu bien de la peine à se remettre.

M. C... a été pris, au commencement de décembre, d'une bronchite qui a nécessité, sur la fin du même mois, une consultation de M. le Dr Bouchut, qui a prescrit l'eau de goudron en vapeur dans une chambre continuellement chauffée à 18 degrés; la teinture d'iode, un demi-verre d'Eaux-Bonnes, coupée avec du lait ou du sirop de capillaire.

Plus tard, le médecin traitant a fait placer successivement 8 vésicatoires sur la poitrine. Le malade arrive à Saint-Honoré le 5 mai 1869.

Etat.— Affaiblissement, pâleur des tissus, ganglions du cou engorgés, toux fréquente, appétit capricieux, pas de diarrhée, pas de sueurs nocturnes, il n'y a jamais eu d'hémoptysie.

Auscultation. — Diminution du bruit respiratoire au sommet des deux poumons. A droite, quelques rales sibilants et sous-crépitants.

Prescription. — Inhalation matin et soir, douches révulsives sur les pieds, eau en boisson.

10 mai. Je ne constate aucun changement, si ce n'est une augmentation de l'appétit.

Le 13. La toux est moindre, le poumon gauche respire mieux, pas d'amélioration du côté droit.

Le 17. La respiration s'entend mieux au sommet et à droite.

Le 23. La respiration est aussi belle à droite qu'à gauche ; plus de toux.

Le 26. Etat général très satisfaisant, le chapelet de ganglions est moins volumineux.

M. C... part le 27 mai complètement débarrassé de sa bronchite, et je recommande à la famille de s'occuper sérieusement de l'état général du du malade.

OBSERVATION VIII (*Résumée*).

Bronchite chronique chez une jeune fille scrofuleuse. — Guérison.
(Dʳ C. Allard.)

Mlle B..., 17 ans, lymphatique, née de parents scrofuleux et arthritiques. Pendant son enfance, ganglions suppurés au cou et au pli de l'aine. Il y a trois ans, bronchite qui a duré six mois. Depuis, coryza et bronchites fréquentes, avec expectoration muco-purulente abondante. Pas de fièvre ni d'hémoptysie.

Arrive à Saint-Honoré le 20 août 1857. Respiration sibilante et fréquents accès dyspnéiques pendant la nuit ; essoufflement à la marche, douleurs constantes entre les épaules, douleurs articulaires exaspérées par les changements de temps. Diminution des forces, menstruations douloureuses quoique régulières.

A la percussion : son obscur au niveau des fosses sus et sous-épineuses droites ; à l'auscultation : respiration faible dans les mêmes points.

Traitement. — Quatre, puis six verres d'eau, inhalation. Ce traitement fut fait jusqu'au 11 septembre. On constata une légère amélioration thermale après la première semaine de la cure.

Presque plus de toux et d'expectoration, plus de symptômes plessimétriques ou stéthoscopiques au départ de Mlle B...

Une nouvelle saison fut faite en 1858 et ne fit que consolider la guérison.

OBSERVATION IX.

Bronchite chronique chez une herpétique. (Dr E. Collin.)

Mlle X..., 61 ans, tempérament lymphatique, nerveux. Pas de renseignements au point de vue de l'hérédité. Ordinairement santé assez bonne. Il y a cinq ans, bronchite très sérieuse, qui ne s'est pas améliorée.

Arrivée à Saint-Honoré le 11 août 1877. Actuellement Mlle X... tousse très peu, le matin seulement. A l'auscultation, submatité et diminution en nappe du côté droit, quelques râles sibilants épars dans la poitrine. La malade me dit que sa bronchite à succédé à la disparition d'un eczéma suintant des deux bras.

Traitement. — Inhalation, bains, eau en boisson.

Le 16. Apparaît une éruption eczémateuse généralisée, prurit violent.

Le 17. Plus de toux. La malade peut faire de fortes respirations ce qui, à son arrivée, lui était impossible.

A l'auscultation, les deux poumons respirent très bien l'un et l'autre.

Mlle X... part le 25, l'eczéma ayant complètement disparu.

Asthme.

« Un asthmatique, disent les auteurs du *Dictionnaire
des Eaux minérales*, ne doit jamais être soumis à une
médication quelconque sans un sévère examen. »

On ne saurait trop prendre en sérieuse considération
ces sages conseils ; l'exemple suivant cité par le D^r E.
Collin en est une preuve :

« J'ai reçu, dit-il, en 1863, à Saint-Honoré, deux asthmatiques atteints d'affections du cœur. Le premier voulut bien suivre mes conseils et repartit le jour même de
son arrivée.

Mme X..., au contraire, désira se reposer des fatigues
de son voyage.

Cette malade m'avait été envoyée pour suivre un traitement par les inhalations sulfureuses,

Après un sérieux examen, je crus pouvoir affirmer
que l'état des voies respiratoires était sous la dépendance d'une affection organique du cœur, et je l'engageai
fortement à ne point tenter un traitement sulfureux.

Le départ était fixé au troisième jour, je ne pensai pas
devoir m'opposer au désir qu'elle exprima de prendre
chaque matin un verre d'eau sulfureuse.

Mme X... but-elle plus d'eau que je ne l'avais auto-
risée à le faire, ou ces quelques verres suffirent-ils ? Ce
qu'il y a de certain, c'est qu'elle fut prise d'une congestion cérébrale qui faillit l'emporter, et que son mari,
appelé par une dépêche télégraphique, dut, après plu-

sieurs jours, qui ne furent pas sans danger, la ramener encore très souffrante. »

L'asthme est plus souvent un symptôme qu'une entité morbide ; seul l'asthme sec, l'asthme nerveux, pourrait quelquefois faire exception à cette règle.

L'asthme humide, catarrhal est le plus souvent une manifestation diathésique.

« Soit que nous étudions les caractères héréditaires de nos asthmatiques ou les phénomènes morbides qui se sont ajoutés à l'asthme, *dit M. Guéneau de Mussy* (1), soit que nous cherchions quelles manifestations morbides ayant le caractère des manifestations diathésiques se sont montrées dans la race des asthmatiques, nous voyons prédominer partout le cachet de l'arthritisme, la très grande majorité de nos malades en porte l'empreinte. »

D'un autre côté cette affection est souvent une des manifestations de la diathèse herpétique, et dans ce dernier cas il peut exister une véritable balance entre l'asthme et certaines manifestations cutanées.

On lit dans le *Compendium de médecine* que « *Fabrice de Hilden* rapporte qu'un jeune homme fut saisi tout à coup d'un accès d'asthme après la disparition d'une affection cutanée produite par un répercussif. »

Cullen, parmi les divisions de l'asthme, admet précisément un asthme exanthématique produit par la répercussion de la gale, d'une éruption, ou par un épanchement âcre.

_____

(1) Noël Guéneau de Mussy. Leçons cliniques.

« L'asthme nerveux, dit M. *Guersant*, chez les enfants comme chez les adultes, survient quelquefois sans lésion organique ; je l'ai observé chez des enfants affectés d'eczéma chronique lorsque l'éruption avait complètement disparu. »

Depuis longtemps déjà, et bien avant la création de salles d'inhalation à Saint-Honoré, ces eaux étaient regardées comme très utiles dans le traitement de l'affection qui nous occupe.

De sa notice (1), Bacon cite les deux faits suivants :

« La ci-devant comtesse Dex, attaquée d'asthme nommé orthopnée convulsive, a fait usage des eaux du Mont-Dore qui lui produisirent peu d'effets ; elle a ensuite pris les eaux de Saint-Honoré, elle s'en est parfaitement trouvée. »

« L'épouse de M. Lorry, chirurgien à Aunay, éprouvait, dès sa plus tendre jeunesse, une toux spasmodique catarrheuse qui augmentait particulièrement dans les saisons froides et humides et affectait tellement la poitrine qu'on avait tout à craindre pour ses jours : elle a fait usage de ces eaux pendant deux saisons ; la toux a disparu et la poitrine s'est rétablie. »

L'asthme purement nerveux pourra être traité avec avantage à Saint-Honoré, car la sédation manifeste que l'on obtiendra à l'aide de séances très courtes mais répétées dans la salle d'inhalation peut agir favorablement dans le traitement de cette maladie.

Les eaux de Saint-Honoré prises en bains, en inhala-

(1) Bacon. Loc. cit.

tion, en boisson, rempliront très bien les indications suivantes que doit toujours suivre le médecin s'il veut arriver à guérir l'asthme catarrhal : 1° modifier le catarrhe bronchique ; 2° combattre autant que possible l'état diathésique du sujet. Dans les cas d'emphysème l'action spéciale de l'hydrogène sulfuré sur la muqueuse bronchique, aidée par l'action générale de douches révulsives et d'eau prise en boisson, réveillera la tonicité des fibres élastiques du poumon.

OBSERVATION XI.

Asthme ayant succédé à une pleurésie et plusieurs bronchites. Grande amélioration. (Dr E. Collin.)

Mme B..., 64 ans, enfance bonne, pas d'hérédité, tempérament nerveux, a eu, il y a trois ans, une pleuro-pneumonie et, depuis, des bronchites tous les hivers.

Depuis un an la toux est fréquente, et il lui arrive souvent d'être prise pendant la nuit d'accès d'asthme qui se terminent par une abondante expectoration.

Arrivée à Saint-Honoré le 28 juillet 1868.

Auscultation. — La respiration s'entend avec la plus grande difficulté dans tout le poumon droit, où sont perçus au sommet des râles sibilants et sous-crépitants. Oppression considérable.

30 juillet. La toux et la dyspnée sont plus considérables qu'à son arrivée ; il y a eu la nuit passée un accès qui a tenu le malade éveillé toute la nuit.

Continuer l'inhalation, qui sera suivie d'un demi-bain.

5 août. L'expectoration est plus abondante, les nuits ont été meilleures.

Le 8. Accès léger pendant la nuit.

Le 11. La nuit s'est passée sans sommeil, mais la respiration a été très libre et le malade n'a pas toussé.

Départ le 21 août. La toux a presque complètement disparu, la respiration se fait bien, il reste seulement quelques râles sibilants au sommet.

OBSERVATION XII.

Asthme lié à un état herpétique. Guérison. (Dʳ E. Collin.)

M. C..., 32 ans, tempérament lymphatique sanguin, constitution forte, pas d'hérédité, a eu, à l'âge de 20 ans, un eczéma, qui, depuis, a paru et disparu plusieurs fois.

Il y a quinze mois, à la suite d'une grippe, il est pris tout à coup d'accès d'asthme qui reparaissent toutes les nuits et se terminent par une expectoration abondante.

M. C... arrive à Saint-Honoré le 16 juillet 1869.

État. — La constitution ne paraît pas avoir souffert beaucoup. Le malade est pris, toutes les nuits, d'un accès d'asthme, dont la durée moyenne est d'une heure et demie, le force à quitter le lit, à ouvrir les fenêtres, et se termine par une abondante expectoration.

Percussion. — Rien de particulier.

Auscultation. — Râles crépitants secs à la partie supérieure des deux poumons, en avant et en arrière.

Traitement. — Inhalations, eau en boisson.

Le 20. Il n'y a eu qu'un accès.

Le 27. Il n'y a pas eu de nouvel accès; les râles crépitants n'existent plus. Je prescris un bain chaque jour.

7 août. M. C... quitte Saint-Honoré complètement débarrassé de son asthme, qui n'est plus revenu.

Observation XIII (résumée).

Asthme chez un herpétique. (Dr E. Collin.)

M. X..., interne des hôpitaux, 24 ans, tempérament nerveux, assez bonne constitution. Pas d'hérédité. Présente un facies herpétique typique.

[M. X... est sujet depuis quelques années à des accès d'asthme fréquents.

A l'auscultation, submatité et diminution du bruit respiratoire en arrière; un peu d'emphysème.

Je fais part de mes observations à M. X..., qui me dit alors être sujet depuis longtemps à des poussées d'eczéma, alternant avec des accès d'asthme.

Début du traitement, le 7 août 1884. Jusqu'au 18, l'asthme a reparu toutes les nuits. Le 27, M. X... dormait parfaitement toutes les nuits depuis huit jours, mais présentait sur différents points du corps quelques plaques eczémateuses accompagnées de prurit.

« Cette observation, ajoute le Dr E. Collin, est d'autant plus intéressante qu'ayant un médecin comme malade, j'avais tenu à l'ausculter avant de lui demander aucun renseignement, et que la percussion et l'auscultation m'ont permis de porter un diagnostic des plus exacts. »

Les observations que nous venons de citer montrent les bons effets obtenus par les eaux de Saint-Honoré dans le traitement de l'asthme; ajoutons que le traitement, commencé aux sources mêmes, pourra être continué très heureusement à domicile par l'usage de ces eaux transportées.

Phtisie pulmonaire.

D'après les travaux de MM. Hérard et Cornil, Grancher, Hanot, Thâon, Charcot, etc., l'unité de la tuberculose est universellement admise. La découverte du baccille caractéristique de cette maladie est venue, du reste, ajouter un nouvel argument en faveur de cette unité.

Il est incontestable que le médecin possède aujourd'hui un précieux moyen diagnostique des affections pulmonaires, s'il est vrai que *toute* lésion tuberculeuse est *toujours* caractérisée par la présence de cet infiniment petit.

On ne saurait nier que, si sa présence dans les crachats d'individus atteints d'affections pulmonaires permet de diagnostiquer la nature tuberculeuse des lésions qu'ils présentent, le praticien peut aujourd'hui attaquer pour ainsi dire *ab ovo* l'une des causes les plus fréquentes de la mortalité de l'espèce humaine.

Peut-on cependant accorder à cette découverte une importance absolue, immédiate, nous voulons dire thérapeutique ? Nous ne le croyons pas.

Le bacille de Koch est-il la cause ou l'effet des lésions tuberculeuses, les crée-t-il de toute pièce en pénétrant dans l'organisme ou bien n'est-il que la résultante animée d'une maladie aboutissant le plus souvent à des désordres irréparables ? Par quels moyens spécifiques peut-on prévoir son éclosion s'il est la cause première de la tuberculose, où le détruire s'il n'est que l'une des caractéristiques, s'il n'est que le microbe infectieux de cette maladie ?

Tel est le double problème qu'il reste à résoudre, et ce ne sera que lorsque la lumière sera faite à ce sujet, que cette découverte, si importante au point de vue du diagnostic, pourra rendre en thérapeutique comme en clinique des services incontestables.

Depuis les expériences célèbres de Villemin, la plupart des auteurs considèrent la tuberculose comme une maladie infectieuse et transmissible, aussi Conheim émet-il cette opinion, véritable critérium d'après lui, que « tout ce qui transmis expérimentalement à des animaux appropriés, fait éclater la tuberculose, appartient à la tuberculose (1). »

Cependant, si la tuberculose est une, s'il n'existe au point de vue anatomo-pathologique qu'une seule entité tuberculeuse, en est-il de même en clinique. La phtisie est-elle *une* par ses symptômes comme elle est *une* par ses lésions anatomiques. Les diathèses héréditaires ou acquises qui ont précédé ou suivi l'envahissement de l'organisme par la tuberculose ne viennent-elles pas imprimer leur cachet particulier sur les lésions anatomiques ou symptomatiques de la phtisie pulmonaire.

Telles sont les questions que se sont posées bien des observateurs qui considèrent cependant la maladie dont nous nous occupons comme une maladie infectieuse et transmissible.

(1) J. Conheim. La tuberculose considérée au point de vue de la doctrine de l'infection. Traduction de M. le Dr de Musgrave Clay (de Pau), 1882.

Partant de ce principe que toute maladie chronique évolue chez les divers sujets qui en sont atteints suivant un mode différent quand à ses manifestations cliniques, bien des auteurs ont émis des opinions différentes.

Les uns ont décrit une phtisie arthritique, scrofuleuse etc., d'autres ont étudié la phtisie *chez les scrofuleux*, les *arthritiques*, les autres, au contraire, ne considérant que la lésion n'ont accordé aucune importance à la caractéristique imprimée par les diathèses sur les manifestations de la phtisie pulmonaire, maladie qui pour ces derniers est *une* par ses symptômes comme elle est *une* par ses lésions.

Il est un fait à remarquer, c'est que ce sont surtout les médecins d'eaux minérales qui ont admis l'existence d'une phtisie diathésique. Cela se pourrait facilement expliquer, car ne pouvant prendre en même temps pour critérium de leur opinion des faits anatomo-pathologiques et des constatations cliniques individuels, ils en sont réduits à la baser sur les syptômes présentés par les malades.

C'est en procédant ainsi que la plupart ont admis l'existence de la *phtisie arthritique*, de la *phtisie scrofuleuse*.

Nous sommes intimement persuadé que l'anatomo-pathologie et la clinique doivent toujours marcher de pair dans l'étude des maladies. Pour toutes les deux le but est le même : le soulagement sinon la guérison du malade.

Ce que l'on constate cliniquement, l'anatomie pathologique l'explique en promenant son scalpel dans les tissus lésés ou bien en demandant au microscope l'explication des faits cliniquement observés.

Toutes les deux possèdent une importance égale au point de vue thérapeutique.

Devant la variété des faits observés d'une part, et reproduits expérimentalement de l'autre, elles peuvent s'entr'aider mutuellement et rechercher ensemble quel est le moyen le plus sûr de guérir ce que l'une a observé : la clinique, ce que l'autre a démontré expérimentalement : l'anatomie pathologie.

Qu'il nous soit permis d'émettre ici une opinion qui n'est que le résultat de la lecture de tous les médecins qui ont étudié les manifestations diathésiques, opinion qui du reste a pour base l'étude attentive d'un grand nombre d'observations relatives à des phtisiques traités par les eaux minérales.

La phtisie est une, on ne saurait le contester, mais si l'on admet que cette maladie n'est que l'évolution ultime de certaines diathèses, évolution dont le bacille ne serait que le résultat, on ne saurait lui refuser des caractères qu'elle emprunterait aux états diathésiques dont elle est pour ainsi dire la dernière expression.

Le plus souvent, croyons-nous, la phtisie pulmonaire présente dans sa marche, ses caractères symptomatiques des variétés incontestables que déterminent l'état diathésique primitif ou secondaire de l'individu contaminé.

Ce qui existe pour la phtisie héréditaire existe également pour la phtisie acquise : d'un côté il y a hérédité de lésion en même temps qu'*hérédité de terrain*, de l'autre l'évolution de cette maladie présente des caractères différents suivant l'état diathésique de l'individu qui la contracte.

Ajoutons que jusqu'ici on ne saurait admettre l'existence d'une phtisie syphilitique à moins de prendre le terme phtisie dans son acception purement étymologique.

Il existe incontestablement une *phtisie* syphilitique caractérisée soit par une sclérose (1re période) soit par des gommes (2e et 3e périodes), mais qui n'a aucune corrélation anatomique avec la phtisie tuberculeuse bien que tuberculose et syphilis ne soient pas antagonistes.

Cela dit, et regrettant beaucoup de ne pouvoir dans cette étude donner, à l'appui de l'opinion que nous avons émise, toutes le preuves sur lesquelles elle est basée, nous allons passer à l'étude de l'action des eaux de Saint-Honoré sur la phtisie pulmonaire.

On ne saurait faire remonter avant 1813, époque à laquelle écrivait Bacon, le traitement de la phtisie pulmonaire par les eaux de Saint-Honoré. En 1817, Pillien citait le cas suivant, que nous tenons d'autant plus à faire connaître, qu'il le donne comme un exemple de *phtisie pulmonaire arthritique* :

« M. Morelle, brigadier de gendarmerie dans le département de la Nièvre, âgé de 38 ans, d'un tempérament lymphatique, avait ressenti à diverses reprises des douleurs de poitrine ; il avait eu plusieurs rhumes dont la terminaison laissait toujours une altération dans la voix et la respiration.

Depuis longtemps il souffrait de rhumatismes vagues, lorsque, après une course de huit lieues par un temps très humide, éprouva une toux violente, des douleurs vives dans le thorax, et enfin une expectoration muqueuse plus abondante le matin.

Cette maladie résista à divers remèdes, et déjà la maigreur, la fièvre, les sueurs nocturnes faisaient juger cet état incurable, lorsque le malade se fit transporter à Saint-Honoré. Il y resta 32 jours, prit 27 bains, but depuis 12 onces jusqu'à 3 livres d'eau minérale par jour, et s'en retourna gueri d'une maladie qui fait le désespoir des médecins et enlève le sixième de la population. »

Bazin, dans ses excellentes leçons sur la scrofule, recommande les eaux de Saint-Honoré contre la phtisie scrofuleuse et les trouve supérieures à celles d'Enghien et de Pierrefonds, qui ne sauraient être préférées, dit-il, qu'à cause de leur proximité de la capitale. (Page 474.)

« Leur analogue dans les Pyrénées, écrivait en 1856 M. Racle, dans le *Moniteur des hôpitaux*, est la source des Eaux-Bonnes. Seulement, les proportions sont plus faibles ; aussi les eaux de Saint-Honoré sont-elles plus faciles à supporter que ces dernières. »

M. le Dr Racle pensait que, tandis que les eaux des Pyrénées ne pouvaient être administrées avec avantage que dans la première et la seconde période de la tuberculisation, celles de Saint-Honoré avaient d'autant plus d'efficacité qu'elles agissaient sur une maladie plus avancée. Il appuyait son opinion sur trois faits qui ne semblèrent pas, avec raison, assez concluants au savant rapporteur de son travail, M. Bourdon. (*Annales de la Société d'hydrologie*, t. II.)

Dans la discussion qui suivit le rapport, M. Durand-Fardel fit remarquer qu'on admettrait difficilement que la troisième période de la phtisie fût précisément celle pour laquelle les eaux de Saint-Honoré étaient surtout indiquées.

Cette opinion, du reste, ne fut pas longtemps soutenue par Racle lui-même, car il écrivait dans le *Moniteur des hôpitaux* du 26 avril 1856 : « Il n'est pas besoin de dire que, dans cette période, les eaux sulfureuses sont tout aussi inefficaces que tous les autres agents thérapeutiques. »

Ce fut pendant cette même année, 1857, que furent inaugurées les salles d'inhalation de Saint-Honoré, sous l'inspection du Dr Allard.

D'après ce médecin, c'était pendant la deuxième période qu'il fallait conseiller les eaux de Saint-Honoré, alors surtout que la phtisie était compliquée d'herpétisme, d'état catarrhal, d'œdème, d'engouement ou de pneumonie chronique.

Il admettait le traitement de la troisième période, mais avec une extrême réserve, et, comme les médecins qui déjà avaient écrit sur Saint-Honoré, il reconnaissait une certaine analogie entre les effets médicaux et la composition chimique de ces sources, et ceux des Eaux-Bonnes.

Aujourd'hui la plupart des auteurs qui se sont occupés de la thérapeutique de la phtisie pulmonaire, considèrent Saint-Honoré comme pouvant rendre de grands services dans le traitement de la phtisie (1).

(1) Voir à ce sujet :
Hérard et Cornil. De la phtisie pulmonaire, p. 703-708.
Fonssagrives. Thérapeutique de la phtisie pulmonaire, p. 145.
Ferrand. Leçons cliniques sur la phtisie pulmon., etc., etc.

On ne doit pas, dans une station thermale, accorder tous les bénéfices des guérisons ou des améliorations obtenues à la thermalité ou à la composition des eaux minérales : une part quelquefois grande doit être attribuée au nouveau milieu dans lequel se trouve placé le malade, loin de ses affaires et de ses préoccupations ordinaires, loin quelquefois de la cause première de l'affection.

Nous avons suffisamment démontré dans le premier chapitre de cette étude quels étaient les avantages hygié-niques que présentait la station de Saint-Honoré, pour qu'il ne soit pas nécessaire d'insister de nouveau sur ces précieux adjuvants du traitement hydrominéral

On ne saurait trop, alors qu'il s'agit de l'étude de la phtisie pulmonaire, diviser le traitement de cette mala-die en prophylactique et curatif.

Au point de vue des eaux minérales surtout, cette distinction est capitale et demande à être sérieusement étudiée. Elle est, du reste, tellement entrée dans l'esprit de la médecine actuelle, que nous voyons chaque jour augmenter l'importance de l'hygiène qui devient souvent, comme l'a appelée M. L. Fleury, une *prophylaxie active*.

a) *Traitement prophylactique*. — Les eaux minérales, à ce point de vue, ont une importance capitale et sont malheureusement trop négligées.

On vient trop souvent demander aux eaux une santé à jamais perdue, alors qu'un séjour dans une station thermale aurait pu, quelques années auparavant, modifier une constitution, un tempérament, agir contre ces

prédispositions organiques qui, ainsi que le dit M. Hallopeau « sont en quelque sorte des *diathèses locales* (1) ».

On ne devient pas phthisique du jour au lendemain,
et, avant l'envahissement de l'organisme par la tuberculose, qui oserait nier que la santé n'était pas déjà fortement altérée ?

« Le traitement préservatif, dit M. *Louis*, ne peut s'appuyer que sur la connaissance des causes prédisposantes
de la phthisie. »

Or, ce que la plupart des auteurs s'accordent à reconnaître aujourd'hui, c'est que la scrofule et l'arthritisme forment véritablement une prédisposition marquée
au développement des tubercules pulmonaires.

S'il est impossible de dire aujourd'hui quelle est la
prédisposition à la tuberculose que peut créer l'herpétisme, il n'en est pas de même de la scrofule (2).

Quel est le médecin qui n'a pas rencontré de ces jeunes
personnes pâles, chloro-anémiques, d'un lymphatisme
souvent exagéré, présentant de la dysménorrhée ou de
l'aménorrhée, prises fréquemment de bronchites, quelquefois d'hémoptysies, et devant lesquelles il se demande, sans que l'auscultation puisse le convaincre, s'il
a affaire ou non à une phtisie au début.

Le lymphatisme exagéré, la scrofule, souvent l'arthritisme (3) sont, en somme, des terrains très favorables à l'éclosion de la tuberculose.

(1) *H. Hallopeau*. Traité élémentaire de pathologie générale.
(2) Voir : *Hérard* et *Cornil*. Loc cit.
    Quinquaud. Thèse d'agrég.
(3) Thomas Laycock. Medical Times, 1862.
    Sognies. Thèse de Paris, 1868.
    Chauffard. Principes de pathologie générale, 1862.

Alors qu'il sera indiqué de relever une constitution affaiblie, alors surtout que l'on a affaire au lymphatisme, à la scrofule ou à l'arthritisme, les eaux thermales de Saint-Honoré sont bien supérieures à toutes les préparations pharmaceutiques.

En augmentant l'appétit, en activant la circulation périphérique, et par contre la grande circulation, les fonctions de l'estomac se régularisent, l'absorption se fait mieux, la menstruation se rétablit, et le malade peut enfin sortir de ce cercle vicieux qui l'aurait fatalement conduit à une affection plus ou moins grave, qu'un traitement prophylactique a pu lui éviter.

C'est surtout chez les enfants et dès le premier âge que le traitement prophylactique de la phtisie pulmonaire doit être conseillé. Il est non seulement reconnu, mais il est rationnel de penser que la médication hydrominérale peut arriver à refaire une constitution, à changer un tempérament; c'est donc le plus promptement possible que cette médication devra être employée chez les enfants nés de parents tuberculeux, quelles que soient les apparences de santé, apparences habituellement trompeuses.

b) *Traitement curatif.* — La phtisie pulmonaire est curable, tel est aujourd'hui l'avis de tous les médecins.

Si *Bayle* la regardait comme incurable, de nombreuses autopsies de phtisiques prouvent que si l'état actuel de la science ne permet pas d'admettre que le tubercule peut disparaître ou rétrograder « il peut suspendre son évolution, rester à l'état de granulation grise ou jaune,

ou bien encore subir la transformation crétacée ou fi-
breuse ». (*Garnier*.)

Existe-t-il un traitement spécifique de la phtisie pulmonaire? On ne saurait répondre à cette question. Mas-
cagni, cité par M. Candellé, disait que le jour où l'on
trouverait un spécifique pour la phtisie, il serait porté
sous forme de vapeur sur la muqueuse pulmonaire. Le
soufre ou ses dérivés sera-t-il le spécifique du bacille,
comme il semble être celui de bien des épiphytes et de
bien des épizoaires? L'avenir nous l'apprendra.

Dans tous les cas, s'il n'existe pas encore de spécifique contre la phtisie pulmonaire, le médecin possède
cependant contre cette maladie un arsenal thérapeutique
des plus fournis, et la médication par les eaux sulfureuses
occupe parmi les moyens les plus employés une place
d'une importance incontestable.

Parmi toutes les eaux sulfureuses, Saint-Honoré peut
être regardé comme donnant de très bons résultats dans
le traitement de la phtisie pulmonaire.

Sans parler des avantages hygiéniques et climatologiques qu'elle présente, si, à l'exemple de toutes les stations thermo-sulfureuses, la station de Saint-Honoré ne
peut rien contre le tubercule lui-même, il n'en est pas
moins vrai que ses eaux peuvent modifier heureusement
l'état général du phtisique et combattre les manifestations diverses de la phtisie pulmonaire.

Les eaux de Saint-Honoré présentent en outre un
grand avantage sur les autres eaux sulfureuses, car elles
peuvent agir dans le traitement de la phtisie et par le
soufre, et par l'arsenic qu'elles contiennent.

Nous avons étudié précédemment l'action physiologique de l'hydrogène sulfuré, disons en quelques mots quelle est celle de l'arsenic dans la phtisie pulmonaire.

A ce propos, nous ne saurions mieux faire que de citer textuellement ce qu'a écrit le Dr J. Lolliot sur les effets que l'on peut tirer de l'arsenic dans le traitement de cette maladie.

L'arsenic, dit-il, « agit comme reconstituant, d'une part, en excitant les fonctions stomacales, et, d'autre part, en enrayant le mouvement de dénutrition toujours si rapide chez les phtisiques. On retrouve ici le même mécanisme que dans les fièvres, et celle à laquelle sont sujets les phtisiques paraît heureusement influencée par ce médicament, dont un des principaux effets physiologiques est d'abaisser la température. Quant à son action sur l'état local, tubercule ou pneumonie, nous la considérons comme nulle, ou tout au moins comme très douteuse. Peut-être, en diminuant le besoin de respirer, l'arsenic procure-t-il aux poumons un repos favorable » (1).

Nous aurions voulu étudier ici de la manière la plus complète le traitement par les eaux de Saint-Honoré de la phtisie pulmonaire à ses divers degrés, les limites de ce travail nous forcent à ne donner à ce sujet que des indications générales :

1. *Premier degré.* — Tous les auteurs ne sont pas d'accord sur l'opportunité du traitement sulfureux pendant

(1) J. Lolliot. Étude physiologique de l'arsenic.

cette période de l'affection qui nous occupe; plusieurs même non seulement n'y voient aucun avantage, mais redoutent encore les fâcheux résultats de l'excitation produite par les eaux.

Pour ce qui est des eaux de Saint-Honoré, ces accidents ne sont pas à redouter, si l'on s'en tient à la période hyposthénisante de l'inhalation.

Sous l'influence de l'action sédative et reconstituante de l'inhalation, la congestion pulmonaire disparaît, des hémoptysies fâcheuses à tous les points de vue peuvent être évitées, les forces augmentent en même temps que l'appétit devient meilleur, et le tubercule n'étant plus entouré de cet état subinflammatoire qui l'accompagne presque toujours, peut plus facilement alors, à mesure que la constitution s'améliore, passer à l'état crétacé, forme sous laquelle on le voit, sinon disparaître, du moins laisser le malade jouir pendant de longues années d'une santé relativement bonne.

Si une maladie constitutionnelle grave, le lymphatisme, la scrofule, par exemple, domine la tuberculisation, ne serait-ce point une faute que de ne pas s'adresser aux eaux minérales pendant le premier degré de la phtisie pulmonaire?

Le traitement que l'on fait suivre aux phtisiques à Saint-Honoré est loin d'être toujours le même; il varie suivant la nature de l'affection et les indications quotidiennes.

Dans la forme subaiguë, c'est à la période sédative, hyposthénisante de l'inhalation que l'on aura recours. Chez quelques malades, il est nécessaire au contraire de provoquer une légère stimulation ; effets opposés, mais que nous obtenons cependant avec assez de facilité au moyen d'inhalations graduées et de l'eau prise en boisson.

C'est surtout à cette période de la phthisie que l'on devra engager les malades à prendre de grands bains, qui ne tardent pas à régulariser les fonctions de la peau, en même temps qu'ils concourent à faire disparaître l'engorgement pulmonaire. Les bains entiers sont encore d'un puissant secours, alors qu'il existe une diathèse dartreuse, et, dans ce cas, il n'est pas rare de voir s'amender les accidents pulmonaires, en même temps que reparaissent à la peau des manifestations morbides supprimées. « La répercussion des exanthèmes, a dit Bazin, doit figurer en première ligne parmi les causes occasionnelles de l'affection qui nous occupe. » (*Leçons sur la scrofule*, p. 470.)

Les douches révulsives sur les extrémités inférieures, les demi-bains, font encore partie du traitement suivant les indications. A l'aide de ces moyens, outre l'effet produit sur la congestion du poumon, on arrive souvent à rétablir chez les femmes l'écoulement des règles supprimées quelquefois depuis longtemps, et tous les médecins qui ont observé savent de quelle importance capitale est chez la femme le rétablissement de cette fonction.

Avant de passer à l'étude du traitement de la phthisie au second degré par les eaux de Saint-Honoré, disons quelques mots au sujet de ces congestions pulmonaires si fréquentes chez les arthritiques, et dont les symptômes physiques et fonctionnels présentent avec ceux de la phtisie au premier degré une ressemblance si frappante que le médecin peut quelquefois les confondre, s'il ne possède pas un moyen diagnostic certain qui lui permette de les distinguer les uns des autres.

Ce moyen diagnostique existe ; on le doit au Dr E. Collin qui l'a étudié et décrit dans un travail intitulé : *Du diagnostic des affections pulmonaires de nature arthritique.*

« Dans l'immensee majorité des cas de congestion arthritique, dit l'inspecteur de Saint-Honoré, le médecin trouvera à l'auscultation un bruit imitant le râle crepitant, très fin au début, et pouvant plus tard être mélangé de râles sous-crépitants. Ce symptôme existe dans un lieu d'élection dont l'exploration est souvent négligée par bien des médecins : à la partie externe, moyenne ou inférieure du poumon, soit d'un côté, soit des deux côtés à la fois ; bruit perçu seulement à l'inspiration, souvent fugitif, pouvant être entendu alternativement d'un côté ou de l'autre, sans être habituellement accompagné de réaction et sans coïncider avec la moindre altération au cœur ».

Tel est ce moyen de diagnostic auquel le Dr E. Collin a donné le nom de *froissement pleurétique*, dont la plupart des médecins s'accordent aujourd'hui à reconnaître l'importance et dont notre savant maître, M. le Dr H. Huchard, a depuis continué l'étude (1).

Ajoutons que ce signe peut non seulement permettre au praticien de faire le diagnostic différentiel entre la congestion arthritique et le premier degré de la tuberculose, mais que le plus souvent il peut permettre de diagnostiquer la nature arthritique d'une affection vis-

(1) Voir à ce sujet la thèse de M. Lebreton : Des manifestations pulmonaires de la goutte et du rhumatisme.

cérale quelconque. L'observation suivante, que nous empruntons à l'un des travaux de notre père, en est une preuve incontestable.

« M. D..., de l'arrondissement de Charolles, a 70 ans. C'est un ancien militaire, sa constitution a dû être très forte, son tempérament est nerveux. Sa mère est morte d'une affection d'estomac. Je le vois pour la première fois le 6 juillet 1872.

État. — La coloration du teint est jaune-paille. Les forces sont nulles. C'est à peine si M. D... a pu se traîner jusqu'à mon cabinet. La toux est incessante, avec une énorme expectoration dans laquelle on remarque de temps à autre un peu de sang. Le malade se croit perdu et les personnes qui l'entourent partagent la même opinion.

Tout en étant bien convaincu, *a priori*, de l'inutilité d'un traitement sulfureux, et n'osant l'examiner dans mon cabinet, vu sa faiblesse extrême, je conseille à M. D... d'aller se mettre au lit où j'irai le voir.

A ma seconde visite, je le trouve assis sur son lit et ne pouvant respirer que dans cette position.

Auscultation. — Râles sous-crépitants, de l'œdème à la base des deux poumons en arrière.

Sous le bras gauche, froissements arthritiques abondants.

J'engage le malade à avoir confiance et je lui dis que je suis très disposé à croire que l'affection dont il est atteint est une simple manifestation rhumatismale.

Il me répond alors qu'il a des rhumatismes depuis quarante ans; que la première bronchite sérieuse qu'il a éprouvée lui est venue, il y a vingt ans, à la suite d'un séjour prolongé dans ses granges, par un temps froid et humide.

Depuis cette époque, il a été pris tous les sept ou huit ans de bronchites très graves, souvent accompagnées de crachements de sang.

Il y a six ans, il est resté trois semaines au lit pour des douleurs rhumatismales aux jambes. Il y a trois ans, un lumbago l'a tenu alité pendant trois semaines.

Enfin, il y a deux mois, le bras gauche a été atteint et, pendant quinze jours environ, il n'a pu se servir de ce membre.

Je demande à M. D... si la toux était aussi fréquente alors qu'il souffrait de ses rhumatismes. Il me répond qu'elle disparaissait complètement.

Je l'assure alors que l'élément rhumatismal domine la situation et que je trouve sous le bras gauche un bruit qui me permet d'affirmer mon diagnostic.

— Là où vous entendez ce bruit, me répond-il, j'ai éprouvé en avril une douleur très forte et qui a fait croire à un commencement de pleurésie. Cette douleur m'était venue après avoir séjourné assez longtemps dans ma cave, le corps étant en sueur. C'est surtout depuis cette époque que je suis atteint de cette affreuse toux à laquelle je ne peux plus résister.

Traitement. — Le malade est tellement faible que je n'ose pas lui faire administrer une douche. Je prescris simplement des inhalations, de l'eau en boisson et des bains de pied.

Le 20 juillet. Le malade va mieux de jour en jour, la toux diminue, les forces reviennent; il peut faire tous les jours des promenades, et il est tellement heureux qu'il en abuse et est pris d'un accès de fièvre assez sérieux.

Comme il n'habite pas loin de Saint-Honoré, et que son état le permet, je l'engage à aller se reposer chez lui, ce qu'il fait, et il revient continuer son traitement le 20 août.

L'amélioration a persisté, les forces sont revenues, il n'y a presque plus de toux.

Je prescris, outre le traitement suivi au début, une grande douche révulsive tous les deux jours.

Réflexions. — Cette observation, ajoute le Dr Collin, est une des plus belles que je possède. Voici en effet un malade qu'à première vue je regarde comme perdu : sa faiblesse est extrême, il tousse et expectore continuellement. Sa mère est morte d'une affection à l'estomac, la coloration jaune-paille indique assez une altération sérieuse des liquides. Il a de plus 70 ans ; tout enfin me fait craindre une terminaison funeste.

La découverte du froissement arthritique me donne la certitude que j'ai à combattre une congestion de nature rhumatismale et le traitement me donne raison.

Ce malade, arrivé à Saint-Honoré, pâle, amaigri, sans forces, pouvant à peine se tenir debout, avouant qu'il lui est impossible de résister plus longtemps à des accès d'une toux effrayante et qui se renouvellent sans cesse, ce malade, dis-je, quitte Saint-Honoré parfaitement portant.

J'avoue, en toute sincérité, que si je n'avais pas constaté au lieu d'élection la présence du symptôme caractéristique de l'arthritisme, j'aurais renvoyé le plus tôt possible le malade chez lui, tant sa fin me paraissait prochaine. »

Ce n'est pas seulement chez les arthritiques que l'on peut rencontrer de ces congestions pulmonaires simulant le premier degré de la tuberculose. Elles peuvent exister en outre chez les herpétiques. Le signe diagnostique dont nous avons parlé à propos de l'herpétisme, et dont il nous a été fréquemment donné de constater la valeur, sera dans les cas difficiles d'une importance sur laquelle nous ne saurions trop insister.

Qu'il nous soit permis de citer quelques observations donnant une idée des bons résultats que l'on peut retirer des eaux de Saint-Honoré dans le traitement du premier degré de la phtisie pulmonaire.

OBSERVATION XIV.

*Phtisie essentielle au premier degré. Disparition
de tous les symptômes.* (Dr E. Collin).

Mme X... arrive à Saint-Honoré le 20 juillet 1862, et me remet
de son médecin la lettre suivante :

« Madame, d'un tempérament sec et nerveux, n'a jamais eu
d'affection sérieuse jusqu'à ces dernières années ; aucune des
personnes de sa famille ne présente d'affections des voies respiratoires. Le père et la mère sont morts d'une apoplexie cérébrale ; elle a deux enfants bien portants.

« Madame fut prise, en 1867, d'une pleurésie double qui mit
ses jours en danger ; elle ne se rétablit que lentement, en conservant, pendant les mois qui suivirent, une matité manifeste
des deux côtés de la poitrine, en arrière et en bas. En même
temps persista une toux assez opiniâtre.

« Pendant l'été de l'année suivante, les symptômes morbides
avaient à peu près disparu.

« En septembre 1868, la toux se montre de nouveau avec intensité et accompagnée d'hémoptysies peu abondantes, mais répétées. A cette époque, la poitrine ne présentait rien d'anormal
du côté gauche, mais, à droite et en arrière, matité dans toute
la hauteur du poumon.

« La respiration, forte et supplémentaire à gauche, était faible
et prolongée à droite pendant l'inspiration. Un peu plus tard
apparurent des râles muqueux à bulles fines, qui, pendant longtemps, furent perçus seulement dans l'espace compris entre
l'omoplate et la colonne dorsale. Aujourd'hui, ces râles s'enten-
dent également sous la clavicule du même côté.

« Avec des calmants, des balsamiques, des résineux, de l'huile
de foie de morue, les révulsifs cutanés furent employés sous
toutes les formes.

« En dernier lieu, je fis prendre les eaux de Saint-Honoré,

qui amenèrent un certain bien-être en relevant l'appétit et les forces. J'espère que Mme X..., en allant prendre ces eaux à la source même, y trouvera sinon la guérison, au moins une amélioration que doit faire pressentir le bénéficice qu'elle en a déjà retiré. »

Etat le 20 juillet 1869. — Léger mouvement fébrile, toux fréquente, expectoration peu abondante, appétit presque nul, pas de forces, amaigrissement considérable, règles régulières, mais pauvres en quantité et en qualité.

Auscultation. — Du côté gauche, respiration puérile ; du côté droit, diminution de la respiration ; râles sous-crépitants humides au sommet, en arrière et en avant.

Traitement. — Inhalations, douches de pieds, eau en boisson.

5 août. La malade se trouve bien, l'appétit est meilleur, les forces reviennent, la toux est moindre, et l'auscultation permet de constater une certaine amélioration ; la peau persiste cependant à être très chaude.

Je fais prendre avec une extrême prudence un bain à 33° pendant vingt minutes dont le résultat est excellent.

10 août. Mme X... va de mieux en mieux ; ses règles ont arrivé hier sans douleur.

Le 15. Mme Xme X... part très bien.

A l'auscultation, il n'existe plus de râles, et la respiration s'entend très bien dans le poumon droit.

OBSERVATION XV.

Phtisie au premier degré chez un herpétique. Disparition complète des symptômes. (Dr E. Collin.)

M. D..., 28 ans, tempérament nerveux, pas d'hérédité, enfance très-bonne, a eu cependant une affection de peau qui reparaît encore de temps à autre.

Il y a deux ans, fièvre intermittente dont il n'a été débarrassé qu'après plusieurs mois.

Il y a six mois, pleurésie du côté droit qui a été combattue par des révulsifs, mais qui a laissé après elle une toux qui persiste encore. Depuis cette époque, M. D..... a eu quelques hémoptysies.

Arrivé à Saint-Honoré le 4 juillet 1869.

Etat. — Toux fréquente, enrouement facile, amaigrissement considérable. inappétence, insomnie, sueurs nocturnes légères.

Auscultation. — A gauche, respiration exagérée ; à droite, matité avec absence complète de la respiration, au sommet, en avant et en arrière.

Traitement. — Inhalations, douches de pieds, eau en boisson.

8 juillet, le malade me dit aller mieux. L'appétit revient, la toux est peut-être plus fréquente, mais l'expectoration plus facile.

Le 10. Il n'y a plus eu de sueurs nocturnes depuis le 8, appétit bon, sommeil réparateur.

Auscultation. — La respiration commence à s'entendre au sommet du poumon droit.

Le malade me fait observer que depuis qu'il est sérieusement malade, il n'a plus vu trace de son eczéma.

Le 15. Le malade se plaint d'avoir, depuis hier, une fièvre continuelle ; le pouls est à 120 pulsations,

A l'auscultation, je trouve le poumon droit complètement débarrassé et la respiration est parfaite là où on ne l'entendait pas.

Je prescris un bain de vingt minutes, après lequel le malade se trouve bien. Son pouls est descendu à 88 ; le bain sera renouvelé chaque jour.

Le 23. M. D... quitte Saint-Honoré, enchanté comme moi du résultat obtenu. A l'auscultation, la respiration est parfaite.

OBSERVATION XVI.

Phtisie au premier degré chez un scrofuleux. Disparition
de tous les symptômes pulmonaires. (Dr E. Collin.)

M. X..., 31 ans, lymphatique, faible constitution, enfance
maladive, gourmes, adénites cervicales, etc., est atteint, depuis
deux ans, d'une tumeur strumeuse du genou droit.

Il y a dix-huit mois, il a été pris d'une toux qui n'a fait
qu'augmenter depuis, qui a été accompagnée d'un amaigrissement considérable et d'une lassitude extrême ; à deux reprises
différentes, M. X... a eu du sang dans ses crachats, mais jamais
d'hémoptysie sérieuse.

Arrivé à Saint-Honoré le 20 août 1868.

Auscultation. — En arrière et en avant, des deux côtés et aux
sommets, diminution considérable de la respiration, surtout à
droite, où l'oreille a peine à l'entendre si le malade ne fait pas
une forte inspiration. Dans ce cas, la respiration est très rude
et accompagnée de légers craquements.

Traitement. — Inhalations, douches de pieds, boisson ; plus
tard, bains.

14 septembre. M. X... quitte l'établissement en bon état; *la*
respiration est parfaite des deux côtés; la tumeur du genou n'a
pas diminué. Je conseille une nouvelle saison, et j'engage le malade à me donner de ses nouvelles.

Réflexions.—Je n'ai plus revu ce malade, dit le Dr Collin,
chez lequel j'aurais voulu soigner la tumeur du genou,
dont je n'avais pas pu m'occuper d'une manière spéciale.

Si, entre beaucoup d'autres, j'ai choisi l'observation
précédente, c'est que je désirais qu'il n'y eût aucun
doute sur la nature de l'affection.

Cette forme de la phtisie est très insidieuse ; elle existe quelquefois chez des personnes qui ont toute l'apparence d'une santé florissante, et l'auscultation seule peut permettre au médecin de porter un diagnostic certain. D'un autre côté, sa marche est plus lente et laisse plus de prise au traitement. C'est aussi dans cette forme, je le répète, que l'on obtient les plus sérieux résultats par la médication sulfureuse. »

2° *Second degré.* — Sans parler des autres moyens hydriatiques, les inhalations sulfureuses de Saint-Honoré sont précieuses à cette époque de la tuberculisation.

On doit, à cette période de la tuberculose, s'occuper non seulement de l'état général, mais encore des altérations qui se passent du côté du poumon.

La première indication sera naturellement plus difficile à remplir que pendant la période de crudité du tubercule, parce que l'état général aura plus souffert, que la constitution sera plus altérée, et que les bains entiers ne pourront pas être administrés avec autant de sécurité à des malades pour lesquels il faut craindre les moindres refroidissements. Heureusement l'inhalation vient encore, dans ce cas, nous porter un secours efficace en rétablissant les fonctions de la peau.

Les inhalations sulfureuses, en calmant par leur effet sédatif la sub-inflammation du tissu pulmonaire, peuvent arrêter une fonte tuberculeuse trop rapide, en même temps qu'elles la limitent dans sa marche.

Quelquefois, chez certains phtisiques, chez les scrofulo-tuberculeux, par exemple, il faut que l'inhalation vienne produire sur la lésion morbide une douce stimulation.

Dans ces cas on peut arriver jusqu'à la période de retour, et quelquefois jusqu'au début de la période d'excitation, sauf à combattre aussitôt cette dernière si elle venait à dépasser les limites qu'on a voulu lui imposer.

Mais que de soins, que d'expérience il faut avoir pour manier cette arme à deux tranchants qu'on appelle *inhalation*. Aussi que d'accidents ne voit-on pas survenir chez des malades mal conseillés ou qui prétendaient pouvoir se servir seuls de cette médication puissante, mais aussi bien dangereuse dans des mains inexpérimentées.

Il n'est pas rare de voir survenir, à la suite du traitement, un léger mouvement fébrile alors qu'on est allé jusqu'à la stimulation. C'est au médecin à savoir s'arrêter à temps, à revenir à l'action sédative de l'inhalation, et quelquefois à la supprimer elle-même complètement pendant un ou deux jours, en ayant soin, par des douches révulsives sur les extrémités inférieures, de faire disparaître ou diminuer au moins la congestion pulmonaire.

A la suite de ce traitement on peut voir le malade reprendre des forces, les sueurs devenir moins abondantes, les signes stéthoscopiques et plessimétriques diminuer, tandis que l'expectoration est modifiée, ainsi que l'état catarrhal des bronches.

Dans ces cas heureux, et ils sont fréquents à Saint-

Honoré, on ne saurait engager trop vivement le malade à passer l'hiver dans le midi, pour que la guérison commencée à Saint-Honoré puisse se terminer facilement.

C'est surtout à ce degré de la phtisie pulmonaire qu'on peut voir survenir des améliorations surprenantes, en même temps que l'apparition d'affections dartreuses supprimées, alors que les symptômes pulmonaires, avaient coïncidé avec cette suppression plus ou moins ancienne.

Le Dr C. Allard avait parfaitement remarqué dans ces cas les avantages du traitement des eaux de Saint-Honoré. « La deuxième période de la phtisie pulmonaire, dit-il, compliquée d'herpétisme, etc., est celle pour laquelle les eaux de Saint-Honoré sont surtout indiquées. »

Tout en tenant grand compte des effets des eaux de Saint-Honoré dans la phtisie liée à une constitution arthritique ou herpétique, c'est surtout lorsque l'affection sera sous la dépendance du lymphatisme ou de la scrofule, que l'on obtiendra à Saint-Honoré des résultats sérieux et durables.

3° *période.* — Tous les médecins de Saint-Honoré s'accordent à reconnaître que ces eaux n'ont aucune action thérapeutique sur la phtisie pulmonaire arrivée à cette dernière période.

Dans ces conditions nous croyons qu'il serait coupable de conseiller les eaux minérales aux malades, et que la guérison ne pouvant être espérée ; loin de les astreindre aux fatigues du voyage qu'ils braveraient cependant volontiers tant est profonde l'illusion qu'ils se font le plus souvent sur leur état, il vaut mieux les laisser aux soins et à l'affection de leur famille.

Terminons cette étude de la phtisie à Saint-Honoré, étude que nous n'avons pu, à notre grand regret faire d'une manière complète, en donnant deux observations qui montreront l'amélioration notable que peuvent produire les eaux de Saint-Honoré dans le second degré de la phtisie pulmonaire.

OBSERVATION XVII.

Phtisie au second degré. Amélioration très sensible.
(D͏ʳ E. Collin.)

M. X..., 40 ans, tempérament lymphatique, faible constitution, a eu depuis quelques années plusieurs pneumonies.

Depuis trois mois, la toux est devenue plus fréquente et les forces ont diminué en même temps que survenait un amaigrissement considérable.

Etat à son arrivée le 3 août 1868. — Maigreur excessive, toux opiniâtre, habituellement sèche dans la journée, mais suivie la nuit et le matin d'une abondante expectoration ; inappétence, sueurs nocturnes depuis un mois.

Auscultation. — Au sommet à droite, submatité avec résonnance de la voix, faiblesse du murmure respiratoire ; au-dessous de la clavicule à droite, râles cavernuleux.

A gauche au sommet et en avant, diminution du bruit respiratoire, craquements secs.

Traitement. — Inhalations, douches de pieds, eau en boisson.

10 août, la respiration est meilleure.

Quoi qu'en dise le malade, l'expectoration est plus facile, les sueurs nocturnes persistent.

Le 14. Le malade avoue enfin un mieux sensible. Il est plus plus fort, dort une partie de la nuit, l'appétit est meilleur, moins de sueurs.

A l'auscultation, je constate une amélioration sérieuse des deux côtés.

Le 24. Le malade part très content. Je ne trouve plus à l'auscultation que des râles sous-crépitants très fins dans la fosse sous-épineuse et sous la clavicule droite.

Observation XVIII.

Phtisie au second degré. Grande amélioration. (Dr E. Collin.)

Mme X... est arrivée à l'âge de la ménopause, elle est atteinte depuis bien des années de bronchites répétées, accompagnées depuis quelque temps d'hémoptysies légères, mais fréquentes, qui ont fait craindre d'autant plus, qu'il y a dans la famille des antécédents fâcheux.

A la suite de son état de faiblesse est survenue une névrose qui a eu pour siège la plupart des grands appareils de l'économie et qui souvent s'est compliquée d'accidents hystériformes des plus variés. Puis, phénomènes du côté des centres céphalc-rachidiens : faiblesse des muscles, engourdissements, crampes.

Depuis longtemps, des accidents sérieux se sont manifestés à la poitrine, du côté droit surtout et particulièrement au niveau de la fosse sus et sous-épineuse, matité, respiration prolongée, râles crépitants humides.

Tels sont les renseignements que me donne le médecin qui m'adresse la malade.

Arrivée à Saint-Honoré le 20 août 1869.

Etat. — Maigreur extrême, état nerveux porté à son summum d'intensité, toux fréquente, expectoration abondante et caractéristique, insomnie, sueurs nocturnes, diarrhée.

Percussion. — Matité aux deux sommets en avant et en arrière.

Auscultation. — En arrière à gauche, dans la fosse sous-scapulaire, râles crépitants humides ; en arrière à droite, râles cavernuleux.

En avant, des deux côtés, respiration rude et expiration prolongée.

Traitement. — Inhalations, douches révulsives sur les pieds. Boisson.

Le 24. Quelques filets de sang dans les crachats.

Le 26. Va mieux, un peu de diarrhée, l'eau sulfureuse sera mélangée à du sirop de gomme.

Le 31. Mieux manifeste, toux moindre, expectoration plus facile et mieux aérée, plus de diarrhée, état nerveux extraordinaire contre lequel je prescris un bain de 20 minutes qui est bien supporté et soulage la malade.

10 septembre, le mieux se confirme. Mme X... a confiance et espère guérir.

Le 15. La malade quitte Saint-Honoré dans un état relativement très bon.

L'auscultation ne constate absolument que de la faiblesse du murmure respiratoire du côté droit surtout, appétit excellent, bon sommeil.

Cette observation est d'autant plus concluante que le Dʳ E. Collin revit madame X... deux ans après, et qu'il put constater à ce moment chez cette malade une amélioration progressive dont elle rapportait tous les avantages aux eaux de Saint-Honoré.

II. — *Affections de la peau.*

Quelle que soit l'école à laquelle appartiennent les auteurs de pathologie cutanée, presque tous admettent l'existence d'une corrélation intime entre les affections de la peau et les états diathésiques divers.

Bazin, dans sa classification des lésions cutanées,

avait sacrifié presque complètement l'élément local à l'élément diathésique. M. le professeur Hardy, M. Hebra, de Vienne, ont été les promoteurs de la réaction qui s'opère aujourd'hui contre le procédé trop exclusif de généralisation, défendu ave tant de talent par le médecin de Saint-Louis.

On tend aujourd'hui à revenir aux idées-de Biett et de Willan, et à rendre aux indications fournies par la lésion elle-même l'importance thérapeutique que l'on ne saurait lui refuser.

Il faut cependant, croyons-nous, faire une part égale aux indications de la maladie : la diathèse, et à celles de l'affection : la lésion cutanée. C'est en combattant l'état général, tout en s'efforçant de modifier la dermatose, que l'on pourra retirer de la thérapeutique hydro-minérale tous les avantages que l'on est en droit d'exiger d'elle.

Au point de vue du traitement des affections cutanées par les eaux de Saint-Honoré, ou peut les diviser en deux groupes principaux :

1° Les affections humides et suintantes ;

2° Les affections sèches, papuleuses et squameuses.

L'eau de Saint-Honoré est d'une efficacité bien plus grande contre les formes humides que contre les formes sèches, qui sont cependant modifiées très heureusement par le traitement hydrominéral.

Elle a joui de tout temps dans la contrée et dans les départements voisins d'une réputation bien grande contre les maladies de la peau, et les gens du pays citent encore certains faits dont ils ont été témoins alors qu'il

n'existait que de simples ouvertures sur l'emplacement
des puits romains dans lesquels les malades des environs venaient se baigner.

Bacon et Pillien les vantent contre les maladies cutanées et citent des observations à l'appui. Il est fâcheux
qu'ils n'aient pas précisé quelle espèce de dartres ils
avaient vu guérir. Si l'on en juge cependant par ce que
dit le premier de ces médecins, ce serait une affection
arthritique qu'il aurait choisie pour faire connaître les
vertus de nos eaux ; voici ce qu'il a dit en effet : « M. Mar-
tin, vétéran, demeurant à Château-Chinon, était rongé
de *dartres et rempli de douleurs.* Après avoir employé
beaucoup de remèdes et pris les eaux minérales
d'Aix-la-Chapelle, il a été obligé d'avoir recours à
celles de Saint-Honoré dont il a obtenu une entière
guérison. »

Pillien cite un cas de dartres humides, ce qui prouve-
rait assez qu'à cette époque comme aujourd'hui c'était
encore dans ces cas que l'on obtenait les plus beaux succès : « M. de T..., dit-il, âgé de soixante-sept ans, avait
contracté l'habitude du plaisir et de l'exercice, lorsque
des circonstances le forcèrent à vivre dans la retraite et
l'isolement. Les fonctions de la digestion et de la transpiration ne tardèrent pas à éprouver l'influence de ce
nouveau régime. Des démangeaisons très vives se firent
bientôt sentir aux deux mollets, où parurent en peu de
temps deux larges dartres *squameuses humides.*

Différents remèdes avaient été employés. M. de T...
ressentait des douleurs atroces et des démangeaisons
insupportables lorsqu'il se rendit à Saint-Honoré ; il y

prit les eaux sous toutes les formes, pendant deux saisons consécutives, et sa guérison fut complète. »

L'état d'acuité plus ou moins considérable de la dermatose est une des sérieuses indications que doit suivre
le médecin dans l'emploi des eaux de Saint-Honoré. Si
ces eaux ne sauraient donner toujours de bons résultats,
lorsque l'affection psorique est à sa période aiguë, on les
emploie toujours avec succès dans la période subaiguë.

Quelquefois, chez les herpétiques surtout, l'excitation
produite au début par les eaux de la Crevasse devient
trop intense ; dans ce cas, on aura recours avec succès
à l'eau des Romains, qui, moins excitante parce qu'elle
contient moins d'hydrogène sulfuré, ramènera le calme,
agira sur l'éréthisme cutané et permettra de revenir
sans danger à l'eau de la Crevasse.

Le traitement cutané devra marcher de pair avec le
traitement interne. Tout en modifiant la lésion par l'action de l'arsenic ou du soufre, selon que l'on aura plus
particulièrement recours au premier (eau en boisson,
bains des Romains), ou au second (bains et douche à
température élevée), il ne faudra pas négliger de s'attaquer en même temps à l'état diathésique.

Les eaux de Saint-Honoré agissent, croyons-nous,
contre les dermatoses, et par leur soufre, et par leur
arsenic.

Le soufre agit par les composés sulfurés tenus en dissolution dans l'eau des bains et l'acide sulfhydrique
que dégage cette eau. Son action est locale et substitu-
tive.

L'hydrogène sulfuré agirait en outre par absorption

Collin.   11

cutanée (*Seigen de Vienne*), et, d'une façon générale, par inhalation pulmonaire, sur la diathèse dont la lésion cutanée porte l'empreinte.

L'arsenic vient ajouter son action sur la peau à celle de l'hydrogène sulfuré; par son élimination sous forme d'arsénite ou d'arséniate alcalins ; il modifie les sécrétions cutanées et détruit les éléments embryo-plastiques des dermatoses (*Binet*).

Les moyens hydriatiques employés dans le traitement de ces affections sont l'eau en boisson, les grands bains, les bains de vapeur, les douches générales et les douches locales mobiles, et l'inhalation.

Inutile d'ajouter que le mode de balnéation, la température et la durée des bains, des douches, des séances d'inhalation, devront varier suivant la dermatose à combattre, le tempérament, l'état général du sujet.

Il n'est pas rare de voir les malades après quelques bains se croire radicalement guéris et s'abandonner à la joie que leur cause un succès si prompt, mais il faut alors avoir bien soin de les prévenir que cette guérison n'est qu'apparente, et le résultat vient confirmer ces prévisions, car une recrudescence est presque toujours la règle, et ce n'est que petit à petit que le malade obtient une guérison définitive.

Une seule saison ne saurait suffire à débarrasser un malade d'une dermatose suintante et à plus forte raison d'une affection cutanée à forme sèche. L'observation suivante montre il est vrai la guérison rapide d'un eczéma généralisé, mais il est bien probable que le ma-

lade dont il est question ne fut pas débarrassé pour toujours de son eczéma.

OBSERVATION XIX.

Eczéma généralisé. — Guérison. (Dr E. Collin.)

M. B..., de la Nièvre, 64 ans, forte constitution, tempérament
sanguin, dit avoir eu la gale il y a trente ans et avoir toujours
ressenti quelques démangeaisons depuis cette époque.

Aujourd'hui, le corps est couvert presque complètement de
squammes grisâtres plus ou moins épaisses et imbriquées les
unes sur les autres. C'est depuis le mois d'octobre que la maladie présente les symptômes généraux les plus graves : insomnie, inappétence, abattement général. M. B... est souvent forcé
de se lever la nuit et de s'exposer au froid pour diminuer le prurit qui le prive de sommeil.

Arrivé le 28 mai 1868.

Bains, boissons, douches de vapeur, grandes douches.

10 juin. Partout où la démangeaison était la plus vive, il existe
aujourd'hui une véritable décoloration de la peau ; mais le prurit
a complètement disparu.

Le 18. M. B... quitte Saint-Honoré sans traces de son affection et rien ne peut donner une idée du contentement de ce
malade que je n'ai plus revu depuis.

OBSERVATION XX.

*Eczéma de la face et du cou. — Prurigo de la vulve. — Guéri-
son.* (Dr E. Collin.)

Mme X..., tempérament nerveux lymphatique, faible constitution. Pas d'hérédité ; a eu dans sa première enfance de l'im-
pétigo au cuir chevelu, mais jamais rien à la face.

Les règles irrégulières n'ont jamais été représentées que par
un léger écoulement à peine coloré.

Il y a cinq ans environ, Mme X... a eu sur le cuir chevelu une éruption de courte durée.

Il y a dix-huit mois, la face et le cou ont été recouverts de plaques eczémateuses.

Arrivée à Saint-Honoré le 10 juin 1869, Mme X..., outre les accidents dont je viens de parler et qui la défigurent complètement, est atteinte d'un prurigo très douloureux à la vulve et d'une constipation opiniâtre.

Bains avec douche locale mobile ; boisson.

20 juin. Il existe déjà une grande amélioration, les règles sont devenues régulières.

Le 30. Mme X... quitte l'établissement en parfait état de santé et n'ayant absolument plus rien ni sur le cou ni sur la face. Les règles ont paru plus abondantes et plus colorées que d'habitude.

Nous lui conseillons de venir faire, l'année suivante, une seconde saison, et l'engageons à faire usage, pendant l'hiver, de l'eau transportée de Saint-Honoré.

En 1870, Mme X... revient à Saint-Honoré le 11 juin. Elle me dit avoir passé un excellent hiver, avoir été bien mieux réglée, et, chose qu'elle n'avait jamais éprouvée depuis le début de sa maladie, l'exercice a toujours été suivi d'une transpiration facile. Elle attend son époque vers le 13.

Le 15. Réglée deux jours et abondamment.

Partie parfaitement portante le 25.

Observation XXI (personnelle).

Psoriasis guttata généralisé. — Guérison.

M. B..., 25 ans, constitution très faible, tempérament nerveux lymphatique. Pas d'hérédité. Depuis trois ans a fait deux pleurésies. Le début de l'éruption pour laquelle il vient à Saint-Honoré, aurait coïncidé avec la guérison de la dernière. Arrivé le 15 juillet 1883. Bains, douches de vapeur, douches écossaises, boisson. Après vingt-deux jours de traitement on constate une légère amélioration dans son état.

En 1884, le 20 juin, M. B... revient faire une seconde saison. L'état général est meilleur, les bras et les jambes présentent encore quelques plaques de psoriasis.

Bains, boisson, douches.

Le 10 juillet, M. B... part très bien guéri.

Observation XXII (personnelle).

Pityriasis versicolor. — Guérison.

M. X..., 25 ans, tempérament sanguin, forte constitution. Pas d'hérédité. Depuis trois ans, éruption de pityriasis versicolor, siégeant surtout au niveau des hanches et sur la poitrine.

Arrivé à Saint-Honoré le 20 juillet 1883. Bains, boisson.

Après douze jours de traitement, l'éruption commence à pâlir. Part le 7 août, l'éruption ayant presque totalement disparu. Nous lui conseillons une seconde saison.

M. X... revient à Saint-Honoré le 1er juillet 1884, et nous dit que son éruption a reparu au mois de janvier.

Actuellement le pityriasis occupe la poitrine, le dos et la partie supérieure des bras. Légères douleurs à l'épaule gauche. A l'auscultation, diminution en nappe du bruit respiratoire en arrière et à droite.

Bains suivis de grandes douches, boisson, douches de vapeur.

Départ le 20 juillet, amélioration considérable; l'éruption n'est presque plus visible.

Le 10 septembre. M. X... revient à Saint-Honoré. Même traitement. Bains prolongés, eau de la Crevasse en boisson. Grandes douches.

Le 20. M. X... quitte Saint-Honoré. L'éruption a complètement disparu et ne s'est plus reproduite depuis.

III. Affections utérines.

Nous avons dit en parlant de l'action physiologique des eaux de Saint-Honoré, qu'elles activaient la menstruation, c'était assez faire prévoir leur utilité dans les cas d'*aménorrhée* ou de *dysménorrhée*.

Au moment de la puberté, cette fonction qui domine la pathologie de la femme ne s'établit pas toujours d'une manière régulière, aussi voit-on souvent des affections sérieuses naître à cette époque de la vie.

Les bains, l'eau en boisson, les douches ne tardent pas à être suivis d'un heureux résultat en reconstituant la malade, en augmentant la richesse du sang, en même temps qu'une poussée plus efficace vient se faire vers les organes.

Dans un grand nombre de maladies la suppression des menstrues est toujours l'indice d'une aggravation, de même que le retour de la fonction est certainement le point de départ d'une amélioration notable, sinon d'une guérison complète.

Il peut arriver qu'à la suite d'une imprudence pendant l'époque menstruelle, la femme voie tout à coup le sang se frayer une autre route. C'est habituellement par les muqueuses que se fait cette hémorrhagie supplémentaire, et, si l'écoulement du sang n'est pas la suite de cette déviation, toujours est-il qu'une congestion sérieuse en est la conséquence et peut amener après elle des affections graves pour celui ees organes qui a été atteint.

· Cela est d'autant plus facile à comprendre que *c'est presque toujours vers l'organe qui présentait déjà un surcroît de vitalité que se fait la congestion.*

On a pu observer à Saint-Honoré bien des cas pareils à ceux que nous signalons ici et on les a toujours vu céder avec le retour de la fonction supprimée ou déviée.

Ainsi bon nombre de prétendues laryngites, accompagnées chez de jeunes filles d'une extinction plus ou moins complète de la voix et survenant à la suite d'une diminution de l'écoulement menstruel, ne sont pas autre chose que de simples congestions de la muqueuse laryngienne ; la laryngoscopie en donne la preuve évidente. Que les règles, à la suite du traitement hydro-minéral, soient augmentées, l'ont voit bientôt la coloration foncée de la muqueuse disparaître et, avec le retour de la voix, les cordes vocales elles-mêmes qui participaient à cette rougeur congestive, reprendre leur coloration première.

Les eaux de Saint-Honoré donnent de très bons résultats dans les métrites chroniques catarrhales des herpétiques et surtout des femmes en puissance de diathèse scrofuleuse.

« On observe surtout le catarrhe utérin sous l'influence du lymphatisme, dit *Desplans*(1), les engorgements volumineux du col avec tendance à l'ulcération chez les scrofuleux, le catarrhe vaginal avec érosion superfi-

(1) Desplans. Les eaux sulfureuses sodiques.

cielle chez les herpétiques, et enfin les congestions douloureuses ou avec névralgie chez les rhumatisants. »

Selon les indications fournies par la lésion, des injections d'eau de Saint-Honoré, des grands bains, des douches vaginales, accompagnées ou non de cautérisations
légères, aidées par un traitement dirigé contre la diathèse
dont la lésion utérine est la manifestation, pourront la
modifier très heureusement. On sait quelle relation
étroite existe entre l'utérus et le larynx, nous venons de
montrer que la congestion de ce dernier organe succé-
dait souvent à des troubles menstruels, ajoutons qu'il
n'est pas rare de voir survenir chez les herpétiques surtout, une métrite catarrhale accompagnée quelquefois
d'ulcération du col, chez des femmes qui voient disparaître, par le fait du traitement, une éruption qui souvent réapparaît quand a été modifiée la lésion utérine.

Nous croyons qu'il faut être d'une grande prudence
dans l'administration des eaux de Saint-Honoré chez les
femmes qui ont une tendance à la congestion utérine ou
dont l'utérus est déjà congestionné. Dans les cas de néo-
plasmes utérins, chez les femmes au moment de la ménopause, on a pu constater des hémorrhagies utérines
très difficiles à arrêter à la suite d'un usage inconsidéré
de ces eaux.

Observation XXIII.

*Catarrhe utérin avec engorgement du col et accidents nerveux
consécutifs. Grande amélioration.* (E. Collin.)

Mme X..., 35 ans, lymphatique, malgré une apparence de

constitution très forte, est atteinte habituellement, et pour les moindres infractions aux règles de l'hygiène, de bronchites plus ou moins opiniâtres, d'angines simples ou pultacées, de douleurs rhumatismales, enfin d'accidents utérins caractérisés par une leucorrhée abondante, et de l'engorgement du col accompagné d'ulcérations qui ont été cautérisées déjà plusieurs fois.

Outre cette grande susceptibilité des muqueuses, un ébranlement nerveux considérable a été le résultat des souffrances utérines, et la malade éprouve souvent des douleurs névralgiques excessivement vives.

Les époques sont représentées tantôt par de véritables pertes, tantôt au contraire par un écoulement peu abondant et dont la venue est très douloureuse.

L'appétit est très capricieux, les digestions difficiles; il existe une constipation habituelle.

Arrivée à Saint-Honoré en juin 1868.

Inhalations, boisson ; plus tard, bains avec douches utérines.

Le traitement, qui a duré trente-trois jours, a été suivi d'un bon résultat.

L'état général s'est grandement amélioré ; les digestions sont devenues plus faciles et l'appétit meilleur, l'engorgement du col est moindre et la leucorrhée a presque complètement disparu.

Les douleurs névralgiques, conséquence de l'engorgement, sont aujourd'hui, au dire de la malade, très supportables. Enfin, Mme X... a quitté l'établissement très contente du résultat obtenu, et m'a fait l'honneur de m'écrire l'hiver suivant que ce résultat persistait toujours.

IV. — *L'enfance à Saint-Honoré*.

Ce que nous avons dit de l'action des eaux de Saint-Honoré, dans le traitement des manifestations du lymphatisme et de la scrofule, peut également s'appliquer à la prophylaxie de ces deux états diathésiques.

Saint-Honoré jouit en effet d'une vieille renommée, que lui ont valu les résultats obtenus au point de vue de la prophylaxie des manifestations diathésiques chez les enfants, et dans le traitement de certains accidents consécutifs aux affections de leur âge.

Chaque saison en ramène un grand nombre dans cette station, où ils viennent puiser de nouvelles forces et demander la santé que ne sauraient leur donner les conditions hygiéniques déplorables dans lesquelles l'enfance vit le plus souvent dans les grandes villes.

On ne saurait trop déplorer que les exigences de la vie actuelle privent l'enfant, au moment où il en aurait le plus grand besoin, de l'aide puissant que fournirait à l'évolution de son jeune organisme l'air pur respiré à pleins poumons, l'exercice et la vie au grand air.

Renfermé entre les murs d'un lycée ou d'un collège, vivant dans des conditions d'hygiène que l'on s'efforce avec raison de rendre de jour en jour meilleure, mais que l'agglomération forcée rend bien difficile, l'enfant indemne de tout état diathésique subit lui-même les nombreux désavantages de cette vie en commun qui, d'un autre côté, favorise l'éclosion des germes morbides dans cette période de l'enfance si difficile à traverser.

Soit que l'on ait à combattre chez les enfants un lymphatisme exagéré ou les manifestations de la scrofule confirmée, soit que, dépourvus de tout vice héréditaire mais affaiblis par un travail au-dessus de leurs forces ou par les maladies dont ils ont été atteints, ils aient besoin d'être simplement fortifiés, les eaux de Saint-Honoré se prêtent d'une façon toute particulière à ces diverses indications.

Il serait hors de propos, après ce que nous avons dit des relations existant entre la scrofule, l'herpétisme, l'arthritisme et la tuberculose, d'insister sur la prophylaxie de cette terrible maladie chez les enfants strumeux.

Les eaux de Saint-Honoré, qui possèdent une action incontestée dans le traitement de la phtisie confirmée, n'offrent pas moins de ressources en modifiant le terrain, dans lequel pourrait éclore le germe héréditaire de cette maladie, qu'il est le plus souvent facile de prévenir, plus difficile d'enrayer et bien rare de guérir.

De tous les moyens hydriatiques employés à Saint-Honoré dans la prophylaxie chez l'enfant des affections qui menacent l'adolescence ou l'âge mûr, les bains de piscine sont un de ceux qui fournissent les meilleurs résultats.

Dans la piscine de Saint-Honoré les enfants se livrent à des exercices salutaires qui développent leurs muscles, dilatent leur poitrine, activent la circulation et permettent à la sortie du bain une réaction bienfaisante.

La durée du bain de piscine ne devra pas dépasser chez les enfants plus de 10 à 15 minutes, sous peine de voir survenir des céphalalgies, des étourdissements et parfois des vertiges.

En effet, malgré une aération aussi parfaite que possible, l'enfant n'en est pas moins plongé au milieu d'un air plus ou moins chargé d'hydrogène sulfuré.

La durée des bains ordinaires pourra sans danger être plus considérable, car l'eau ne se renouvelle pas dans les baignoires, les besoins du service exigent souvent l'ouverture de la porte des cabinets, et comme presque toujours la fenêtre est plus ou moins ouverte, il s'établit rapidement un courant d'air qui débarrasse l'appartement du gaz hydro-sulfurique qui s'y trouve contenu.

Dans la piscine au contraire l'eau est courante, les exercices plus ou moins violents auxquels se livrent les enfants, battent l'eau, la divisent, d'où un dégagement considérable de gaz et une absorption plus facile.

L'inhalation prudente de ce gaz peut donner également chez les enfants d'excellents résultats. L'eau en boisson ne produit chez eux que des effets très limités, étant donnée l'impossibilité où l'on se trouve de la leur prescrire autrement qu'à de très petites doses.

L'inhalation au contraire permet de leur faire absorber les principes minéralisateurs qui modifient promptement la prédisposition catarrhale des voies respiratoires si fréquente chez les enfants lymphatiques ou scrofuleux.

L'action reconstituante de l'arsenic pour lequel, ainsi que l'a fait remarquer M. Jules Simon, les enfants possèdent une si grande tolérance, l'action stimulante du soufre sur la peau et sur tous les phénomènes nutritifs, l'air tonique et vivifiant respiré à Saint-Honoré, donnent de très bons résultats chez les enfants en puissance de scrofule confirmée, se manifestant par des engorgements ganglionnaires, des bronchites catarrhales, des lésions cutanées ou osseuses.

Ces eaux sont encore d'une grande utilité pour combattre ces accidents fréquents (*adénopathie trachéobronchique, congestion chronique des poumons*) que laissent après elles les maladies infantiles.

Nous pourrions citer de nombreux exemples à l'appui de ce qui précède, si nous n'étions pas arrêté par des limites assignées à l'étude que nous avons entreprise. Ajoutons qu'il faudra administrer avec une grande prudence les eaux de Saint-Honoré chez ces jeunes malades et que ce serait une excellente précaution à prendre que de diviser en deux périodes la durée du traitement qu'on leur fera subir. On évitera de la sorte de graves accidents que la force réactionnelle si vive de leur jeune organisme pourrait souvent déterminer.

§ III. — *Contre-indications des Eaux de Saint-Honoré-les-Bains.*

Si l'on consulte les différents ouvrages écrits sur les contre-indications des eaux sulfureuses, on y trouve des détails très circonstanciés sur les maladies traitées avec succès, et c'est à peine si quelques lignes viennent avertir le praticien des dangers que cette médication peut, dans certains cas, entraîner après elle.

Nous savons bien que, par le temps d'indépendance qui court, le médecin est souvent consulté par un malade qui a définitivement arrêté dans son esprit à quelles eaux minérales il se rendrait.

D'un autre côté certains malades, esprits forts autant que sottement parcimonieux, croient pouvoir se passer des conseils d'un médecin.

Partant de ce principe aussi faux que répandu, que le traitement hydriatique peut chez tous les individus produire les mêmes résultats thérapeutiques, ils s'instituent eux-mêmes un traitement, ou suivent celui que le médecin a conseillé aux gens qu'ils fréquentent.

De là peuvent résulter des accidents plus ou moins graves.

Ces accidents surviennent-ils, le malade les met bien entendu sur le compte des eaux, lorsqu'il devrait s'en prendre à lui-même ; nous n'avons pas à nous en occuper ici.

On ne saurait contester cependant que si l'on peut retirer de très bons résultats du traitement des affections chroniques par les eaux minérales, leur administration inconsidérée peut, dans bien des circonstances, faire courir de sérieux dangers.

Le médecin qui conseille une eau minérale aussi bien que celui qui l'applique, doit connaître parfaitement les effets heureux ou nuisibles qu'elle peut produire; le premier ne doit pas la conseiller à la légère, et le second l'appliquer sans discernement. Il y a là pour tous les deux une question de responsabilité des plus graves.

Ce travail ne saurait être complet si nous ne disions en quelques mots quels sont les états pathologiques qui contre-indiquent d'une façon *plus ou moins absolue* l'emploi de ces eaux.

On ne saurait faire en effet un exposé *complet* des contre-indications d'une eau minérale. Tel mode de traitement nuisible chez un individu peut au contraire donner chez tel autre de bons résultats, et cette variété d'action est d'autant plus facile à obtenir que la composition chimique d'une eau minérale, et ses moyens d'administration bien connus par le médecin, permettent de l'appliquer suivant les indications fournies par le malade. Tel est l'avantage que présentent les eaux de Saint-Honoré, nous croyons l'avoir du reste suffisamment démontré.

La lecture attentive et réfléchie de tous les travaux dont ces eaux ont été l'objet, l'opinion d'un médecin qui, depuis vingt cinq ans, a donné ses soins dans cette station à un nombre considérable de malades, nous permettent d'établir, ainsi que nous allons le faire, les contre-indications des eaux de Saint-Honoré.

Ces eaux sont le plus souvent contre-indiquées :

1° Dans les périodes d'acuité de la *goutte* et du *rhumatisme*.

2° Chez les goutteux et les rhumatisants *sthéniques* vigoureux, dans la force de l'âge et de leur diathèse.

3° Chez les malades atteints de maladies *du cœur* ou des *gros vaisseaux* et dans les affections pulmonaires symptomatiques de l'une ou l'autre de ces lésions.

4° Dans les différentes affections accompagnées de fièvre continue, d'éréthisme nerveux considérables.

5° Chez les *phtisiques* :

Dans les cas de tuberculose aiguë ou à marche rapide.

Quand ils présentent des phénomènes fébriles intenses, des sueurs très abondantes, une tendance excessive à l'hémoptysie.

Lorsqu'ils en sont arrivés à la période *cavitaire* de cette maladie.

6° Chez les malades atteints de *lésions rénales*, chez les *calculeux*.

7° Dans la période d'acuité des *accidents syphilitiques* primitifs et secondaires.

§ IV. — *De l'eau de Saint-Honoré employée loin des sources.*

De tout temps on est venu puiser de l'eau aux sources sulfureuses de Saint-Honoré pour les transporter dans les localités voisines.

Racle, Allard, et aujourd'hui tous les médecins de Saint-Honoré, devant les bons résultats obtenus chaque année par ce mode de traitement, engagent leurs malades à continuer leur cure à domicile.

Ainsi que le prouvent plusieurs des observations citées dans le cours de ce travail, les eaux de Saint-Honoré peuvent, jusqu'à un certain point, continuer, dans l'intervalle de deux saisons, la cure entreprise à la source même.

D'un autre côté, son usage avant la saison prépare l'organisme à l'absorption de cette eau minérale, et lui permet de bénéficier ensuite du traitement ultérieur suivi à Saint-Honoré.

« Nous avons vu, dit le Dr Bégin, un nombre considérable de malades dont la guérison commencée aux sources mêmes, n'a pu s'achever, se consolider, qu'au bout de plusieurs mois, de plusieurs années, grâce à l'emploi persistant des eaux loin des sources. D'ailleurs combien n'y a-t-il pas de malades qui, ne pouvant se déplacer, quitter leurs affaires, sont réduits à ne faire usage que d'eaux transportées » (1).

« Sulfurées sodiques, comme les Eaux-Bonnes, dit le Dr *E. Benoist*, d'une température assez basse pour que la déperdition du calorique n'en désagrège pas les parties constituantes, les eaux de Saint-Honoré, mises en bouteilles avec un soin tout particulier, ne perdent aucun de leurs éléments, et conservent ainsi, loin de la source, toutes les propriétés médicales que l'expérience leur a reconnues et qui ressortent de la nature intime de leur composition. »

Pour qu'une eau minérale employée loin des sources puisse donner de bons résultats, il faut en effet qu'elle puisse conserver intacts tous les principes minéralisateurs qui la constituent.

(1) Dr E. Bégin. France médicale.

Voulant, à son arrivée à Saint-Honoré, se rendre compte de la conservation de ces eaux, le Dr E. Collin en fit embouteiller avec le plus grand soin, mais il fut forcé de constater qu'après un temps relativement court elles se désulfuraient complètement. En se basant sur la quantité considérable d'hydrogène sulfuré que dégagent les sources, il trouva et fit adopter le mode d'embouteillage suivant, aujourd'hui en usage à Saint-Honoré, procédé d'après lequel l'eau minérale doit sa conservation à ses propres gaz et peut être transportée à de grandes distances.

Une planche percée de trous pouvant recevoir le col d'une bouteille ferme hermétiquement une baignoire. Le robinet de l'arrivée de l'eau est ouvert, la soupape est levée. Après quelques instants d'un écoulement continu, l'intérieur de la baignoire est rempli d'hydrogène sulfuré.

Les ouvertures pratiquées dans la planche reçoivent autant de bouteilles retournées, préalablement remplies d'eau sulfureuse qui s'écoule dans l'intérieur de la baignoire et est immédiatement remplacée par de l'hydrogène sulfuré.

Chaque bouteille est alors rapidement placée sous un robinet voisin, remplie de nouveau d'eau sulfureuse et hermétiquement bouchée et capsulée. Inutile de dire que les bouchons ont séjourné pendant quelque temps dans de l'eau sulfureuse.

L'hydrogène sulfuré qui remplace ainsi l'air atmosphérique dans les bouteilles avant leur remplissage définitif est-il pur ou plus ou moins mélangé d'azote ou d'air atmosphérique? Une analyse seule pourra nous le dire, ce que je peux assurer, c'est que ce moyen, qui n'a pas encore été employé que je sache, tout simple et primitif qu'il est, nous donne les résultats les plus

satisfaisants et que la sulfuration de notre eau est parfaitement
conservée (1).

Les eaux de Saint-Honoré peuvent être employées loin
des sources de différentes manières.

Prises en boisson, leur dose sera chez l'enfant de un à
deux verres, chez l'adulte de deux à quatre verres par
jour, il serait dangereux pour certains malades de dépasser cette dose.

On peut les boire ou pures ou bien mélangées, surtout
chez les enfants, à du lait tiède, à une infusion béchique
quelconque qui remplira un double but : ramener ces
eaux à leur thermalité normale et masquer l'odeur sulfureuse qu'elles dégagent (2).

Pour ce qui est de cette eau employée en pulvérisation, on pourra se servir de cet ingénieux appareil
qui permet de remplacer le récipient contenant la solution médicamenteuse par une bouteille d'eau minérale.
On pourra, de la sorte, bénéficier de tous les principes
minéralisateurs qu'elle contient.

Prise en boisson, cette eau rend d'excellents services
dans certaines bronchites chroniques catarrhales, surtout chez les herpétiques et les scrofuleux.

On doit l'employer en pulvérisations dans les manifestations herpétiques ou arthritiques du larynx, dans

(1) E. Collin. De quelques améliorations apportées à l'établissement de Saint-Honoré. Ann. Soc. hydrol., t. XVI.

(2) Il ne faut pas oublier, après avoir prie le premier verre
d'eau, de reboucher très rapidement la bouteille et de la tenir
renversée le goulot en bas.

ces angines rebelles à tout traitement, mais qu'elle modifie très heureusement quand elle ne les fait pas totalement disparaître.

Sous forme de douches oculaires et prises en même temps à l'intérieur, elle donne de très bons résultats dans le traitement des blépharites ciliaires ou des conjonctivites chroniques chez les herpétiques et les strumeux.

Des injections fréquentes faites avec les eaux de Saint-Honoré sont très utiles dans certaines métrites catarrhales et dans la vaginite herpétique.

M. le Dr E. Bégin, qui a fait dans sa clientèle un usage fréquent de notre eau transportée, a publié plusieurs observations parmi lesquelles nous citerons les suivantes :

1° *Vaginite herpétique.* — Mme X... avait fréquemment des manifestations herpétiques, et elle avait longtemps souffert d'un eczéma dans les parties voisines des organes génitaux. L'affection se porta à la muqueuse vaginale et donna lieu à un commencement de vaginisme, et surtout à des pertes blanches très abondantes. Quelques mèches enduites de cérat belladoné calmèrent le vaginisme et permirent l'introduction de tampons de ouate imbibés d'eau sulfureuse que l'on entretenait constamment humides par de fréquentes injections. Dix jours de ce traitement suffirent pour amortir l'eczéma et faire cesser les pertes blanches.

Dans de pareilles circonstances, c'est-à-dire dans les affections des muqueuses vaginale et utérine, on peut se dispenser des tampons de ouate et se contenter de fréquentes injections avec l'eau sulfureuse de Saint-Honoré.

2º *Laryngite*. — Mlle A. M..., âgée de 26 ans, d'une constitution lymphatico-nerveuse, atteinte, depuis dix-huit mois, d'une broncho-laryngite, qui avait produit l'épaississement de la muqueuse des voies aériennes, ainsi qu'une sécrétion normale suivie d'expectoration d'autant plus abondante que la température devenait plus humide, fut mise par moi à l'usage exclusif de l'eau de Saint-Honoré-les-Bains. Elle en prenait trois verres dans les vingt-quatre heures, mêlée de lait. Cette médication, continuée vingt jours, a eu pour résultat l'apparition d'une grande quantité de boutons de forme miliaire qui couvraient le dos et la poitrine, et, en même temps, une diminution notable des symptômes maladifs précités. Suspendue pendant dix jours, l'administration de l'eau minérale de Saint-Honoré a été reprise, puis continuée trois semaines, avec augmentation d'un tiers de la dose ordinaire. Alors sont survenues des sueurs nocturnes, une condition halitueuse de la peau ; les expectorations ont cessé, et la guérison est aujourd'hui complète.

3º *Bronchite aiguë*. — M. S..., très sujet aux bronchites catarrhales, auxquelles le prédispose d'ailleurs un tempérament lymphatique et des fatigues incessantes, fut atteint dans ces derniers temps d'une bronchite subaiguë, accompagnée d'accès de fièvre, d'acidents névropathiques et de prostration de ses forces. Il avait usé des moyens avec lesquels, d'habitude, on combat les phlegmasies muqueuses des voies aériennes ; il lui restait une toux fatigante, tantôt sèche, tantôt accompagnée d'expectoration, selon le degré d'acuité de la maladie. L'eau de Saint-Honoré-les-Bains, en moins de six semaines, eut remédié à l'état de profond malaise qu'éprouvait M. S..., et le rendit à l'exercice de ses affaires. Il l'avait prise à la dose d'une bouteille par jour.

Métrite catarrhale. — A la suite de deux couches successives, Mme X... vit apparaître des pertes blanches, quelquefois sanguinolentes. Le toucher ne dénotait aucun engorgement du col, mais l'examen au spéculum permit de constater un état catarrhal de la muqueuse qui, selon toutes les probabilités, avait rapidement succédé à une inflammation déterminée par les manœuvres de ses deux accouchements. Des tampons de ouate imbibés d'eau sulfureuse furent portés sur le col qu'ils embrassaient, et deux ou trois fois par jour, des injections avec la même eau furent pratiquées. Au bout d'une semaine, la modification était notable; une autre semaine suffit pour amener la guérison complète.

§ V. — *Choix de la saison, durée de la cure, hygiène des baigneurs.*

Bien que l'établissement thermal de Saint-Honoré soit ouvert du 15 mai au 31 septembre, les malades n'arrivent guère que dans les premiers jours de juin, et beaucoup s'y trouvent encore vers la fin de septembre, car le Morvan est renommé par la beauté et la douceur de ses automnes.

Le choix de la saison ne saurait être, du reste, l'objet de règles absolues, le médecin doit être le seul juge en cette question et choisir les mois les plus favorables au traitement de l'affection dont le malade est atteint.

On conseillera surtout le printemps ou tout au moins le mois de mai ou la première quinzaine de juin aux malades qui présentent des manifestations cutanées.

Ainsi que le dit M. Joubert : « Cette opinion, qui s'appuie sur des notions vulgaires de physiologie, representées dans le langage ordinaire par les expressions *renouvellement du sang, réveil de la sève,* n'est pas trop en désaccord avec la science, qui reconnaît en effet dans toutes nos fonctions une activité nouvelle ».

Il n'en sera cependant pas toujours ainsi, car le plus souvent les affections cutanées ne sont que la manifestation extérieure d'états diathésiques divers.

On devra engager les arthritiques atteints d'affections de la peau, le rhumatisant lui-même, à se rendre de bonne heure à Saint-Honoré, afin que plusieurs mois après leur traitement ces malades puissent bénéficier de l'action excitante de la chaleur sur leurs manifestations cutanées.

On devra, pour la cure des affections des voies respiratoires, choisir les plus beaux jours de l'année, car rien n'est plus dangereux pour les malades présentant ces affections, que les variations brusques de température.

Le mois de juin devra surtout être préféré, car à cette époque de l'année les malades n'auront pas à redouter de voir s'ajouter aux fatigues du traitement l'action dépressive autant qu'énervante des grandes chaleurs de l'été.

Pour la plupart des gens du monde, aller faire une saison thermale, c'est faire le sacrifice de 20 à 21 jours. Passé ce temps, il est très difficile au médecin d'obtenir des malades une prolongation quelconque et cela se comprend. On a quitté ses affaires, sa famille pour 21 jours et rien n'est plus ennuyeux que de changer une détermination arrêtée avant le départ.

Ne suffit-il pas de réfléchir un instant à pareil préjugé, pour être convaincu qu'il ne supporte pas la discussion ?

Nous savons bien qu'une eau étant donnée, et celle de Saint-Honoré ne fait point exception à la règle, il arrive après un certain temps de son emploi une espèce de saturation qui ne permet plus de la continuer sans danger ; de là est certainement venue la cause première de ce temps invariablement fixé autrefois.

Si l'on veut bien remarquer que cette saturation varie avec le mode d'administration de l'eau, avec l'âge, le sexe, la constitution, la maladie du sujet, il sera facile de comprendre qu'il est impossible de fixer à l'avance la durée d'un traitement.

Mais, dira-t-on, il est des exemples nombreux de guérisons en 21 jours ; nous les admettons ; s'ensuit-il pour cela qu'on puisse prévoir à l'avance de pareils résultats, et qu'il ne soit pas prudent de se tenir en défiance contre ces succès à terme invariable ?

Est-ce en quelques jours que la médication la plus active pourra combattre une affection chronique, refaire ou modifier une constitution, s'opposer aux ravages faits dans l'organisme par une diathèse souvent héréditaire ?

On ne peut l'espérer, et c'est au médecin seul qu'il appartient de prenoncer sur une pareille question.

Si l'homme doit toujours observer strictement les règles de l'hygiène, à plus forte raison doit-il en suivre tous les préceptes lorsqu'il vient à une station hydro-minérale pour y retrouver une santé plus ou moins compromise.

Faut-il faire suivre aux malades, pendant la cure thermale, une alimentation spéciale, ou doit-on les laisser libre de la choisir à leur gré. Nous pensons que si les aliments sont sains, bien préparés, sans trop d'épices, les malades qui viennent à Saint-Honoré ne doivent pas se préoccuper d'une alimentation particulière, et que ce qu'ils auront de mieux à faire sera de se rapprocher autant que possible de leurs habitudes ordinaires.

L'exercice est un adjuvant les plus précieux du traitement hydriatique, pourvu toutefois qu'il soit pris dans de sages mesures.

« Il est très heureux, à ce propos, dit le Dᵣ Breuillard, que dans les environs de Saint-Honoré il n'y ait point de glaciers à explorer, ni de pics à gravir. On n'a pas à redouter ces fâcheux accidents que l'on observe chaque année dans les stations des Pyrénées, des Alpes, de l'Auvergne. Dans ces conditions il arrive fréquemment que les malades veulent tout voir et perdent ainsi le bénéfice de leur traitement (1). »

Les environs de cette station très riche en sites des plus pittoresques fournissent des buts de promenade très rapprochés qui permettent au malade de prendre sans fatigue un exercice des plus précieux. Malgré le climat de Saint-Honoré et sa température assez uniforme pendant la saison thermale, il ne faut pas oublier que nous sommes au pied des montagnes du Morvan, et qu'il suffit de quelques journées de pluie pour abaisser la température ; il est donc prudent de se munir de quelques vêtements chauds.

Il faut savoir aussi que le traitement minéral, en surexcitant les fonctions de la peau, rend les malades plus impressionnables aux variations atmosphériques. Les rhumatisants surtout, les malades atteints d'affections

(1) Breuillard. Loc. cit.

des voies aériennes, de scrofules, devront toujours être
vêtus très chaudement vers la fin de la journée, car un
refroidissement pourrait, non seulement contrarier la
médication, mais encore en compromettre tous les effets.

CONCLUSIONS

1° Les eaux de Saint-Honoré-les-Bains sont les seules
eaux thermo-sulfureuses, sodiques et arsenicales du
centre de la France.

2° Leur situation géologique, leurs caractères physico-
chimiques ainsi que leurs effets thérapeutiques les rapprochent beaucoup des sources des Pyrénées et en particulier des Eaux-Bonnes.

3° Leur distribution dans les divers appareils, servant
à leurs différents modes d'administration, est faite dans
des conditions telles, leur débit est si considérable, que
les malades peuvent bénéficier de tous les principes minéralisateurs qui les constituent.

4° Les résultats obtenus depuis de nombreuses années
et expliqués par la présence dans ces sources de composés sulfureux et arsenicaux permettent de les considérer
comme très favorables au traitement des affections
chroniques chez les sujets entachés surtout de scrofule
ou d'herpétisme.

Dans ces conditions, les manifestions cutanées et
viscérales sont toujours heureusement influencées.

5° Les eaux de Saint-Honoré devront être recomman-
dées spécialement dans toutes les affections des voies
respiratoires, chez les herpétiques et les strumeux.

On doit rapporter surtout dans ces cas leur puissance curative à l'inhalation de leurs principes volatils.

. 6° Les eaux employées suivant les circonstances et les individus, en inhalations, douches de pieds, bains, grandes douches, donnent d'excellents résultats dans le traitement des localisations viscérales de l'arthritisme, chez les rhumatisants affaiblis, surtout lorsque chez eux des manifestations herpétiques ou scrofuleuses accompagnent les manifestations arthritiques.

7° On les emploie avec succès dans le traitement des accidents tertiaires ou de la cachexie syphilitique.

8° Les enfants lymphatiques ou herpétiques retirent de très bons résultats des eaux de Saint-Honoré, tant au point de vue de la prophylaxie des accidents qui les menacent, qu'au point de vue des affections dont ils peuvent être atteints.

9° Ce n'est pas seulement prises sur les lieux mêmes que les eaux de Saint-Honoré constituent un précieux agent thérapeutique.

Parfaitement embouteillées, elles peuvent être transportées au loin, tout en conservant une sulfuration parfaite.

Telles sont les conclusions de ce travail, que nous nous sommes efforcé de concevoir et d'exposer de notre mieux.

Quant aux opinions que nous avons émises, disons en terminant que nous les devons à l'étude attentive des travaux de nos savants maîtres des hôpitaux, ainsi qu'aux conseils et à l'expérience de notre père, le Dr E. Collin, que nous considérons comme notre maître en hydrologie.

I° PARTIE HISTORIQUE.

BERTHAUD (Léonard). — *Aymoin. Née de La Rochelle.*

GUY-COQUILLE. — Histoire du Nivernais.

CAZIOT, curé de Saint-Honoré. — Ses *Notes* ont été publiées par M. Gueneau dans le journal de la Nièvre.

BAUDIAU (abbé). — Le Morvand.

BULLIOT. — Mémoire de la Société Eduenne.

   —   — Essai sur le système défensif des Romains dans le pays Eduen.

1853. AVRIL (J.-B.). — Analyse des actes et délibérations du Conseil général de la Nièvre, de 1787 à 1853. *T. II, p.* 178 *et suivantes.*

1865. COLLIN et CHARLEUF. — Guide médical et pittoresque à Saint-Honoré. (*Moulins.*)

1873. BOGROS (D^r). — A travers le Morvan. (*Château-Chinon.*)

   — GUÉNEAU. — Saint-Honoré-les-Bains. Notice historique.

II° PARTIE MÉDICALE (1).

1814. BACON-TACON. — Observation sur la nature et les heureux effets des eaux thermales de Saint-Honoré-les-Bains (Nièvre). (*Lyon.*)

1817. PILLIEN. — Essai topographique, etc., sur les eaux de Saint-Honoré. (*Auxerre.*)

(1) Dans cet index bibliographique ne sont pas compris les différents articles publiés dans les journaux de médecine, par MM. Racle, Allard et Collin.

1850. RACLE. — Gazette des hôpitaux.

1852. OSSIAN HENRY. — Eau minérale sulfureuse et thermale de Saint-Honoré les-Bains.

1859. ALLARD. — Les eaux thermales et sulfureuses de Saint-Honoré. (*Strasbourg.*)

— — — Note sur l'aménagement des eaux et des vapeurs sulfureuses à Saint-Honoré.

— — — Du traitement de la scrofule par les eaux sulfureuses. (*Annales de la Société d'hydrologie*, t. V.)

— — — Des eaux sulfurées thermales de Saint-Honoré. (*Gazette des Eaux.*)

1859. ALLARD. — Notice sur les eaux sulfureuses thermales de Saint-Honoré.

— — — Eaux de Saint-Honoré. Esquisse d'une monographie. (*Revue d'hydrologie médicale*, 1re année, p. 60 et suivantes.)

— — — Considérations sur le traitement thermal des affections pulmonaires. (*Annales de la Société d'hydrologie*, t. III.)

1860. — — Le rhumatisme à Saint-Honoré. (*Annales de la Société d'hydrologie*, t. VII.)

1861. — — Essai sur l'arthritis des viscères. (*Annales de la Soc. d'hydr.*, t. VII.)

1864. COLLIN. — Du traitement des affections pulmonaires par les inhalations de Saint-Honoré. (*Annales de la Société d'hydrol.*)

1865. — et CHARLEUF. — Guide médical et pittoresque à Saint-Honoré. (*Moulins.*)

1872. — — Saint-Honoré-les-Bains. Eaux sulfurées sodiques.

1874. — — Du diagnostic de la congestion pulmonaire de nature arthritique, et de son traitement par les eaux de Saint-Honoré.

1875. — — Études médicales sur Saint-Honoré. (*Autun.*)

1879. BREUILLARD. — Les eaux thermales de Saint-Honoré. Étude médicale. (*Baillière.*)

1880. COLLIN. — La goutte et le rhumatisme. (*Annales de la Soc. d'hydrol.*, t. XXV.)

1881. BINET. — Étude clinique et climatologique sur Saint-Honoré. (*O. Doin.*)

— ODIN. — Mémoire sur la solubilité naturelle de l'arséniate de fer dans les eaux sulfureuses de Saint-Honoré. (*Lyon.*)

1883. BINET. — Saint-Honoré-les-Bains. Guide descriptif, naturaliste et médical. (*O. Doin.*)

— COLLIN. — Du diagnostic des affections pulmonaires de nature arthritique.

1885. — Étude pour servir au diagnostic de l'herpétisme.

Voir en outre les ouvrages généraux suivants :

1857. DURAND-FARDEL. — Traité thérapeutique des eaux minérales.

1860. DURAND-FARDEL et LEBRET. — Dictionnaire des eaux minérales.

1866. FONSSAGRIVES. — Thérapeutique de la phthisie pulmonaire, p. 145.

1879. CANDELLÉ. — Manuel pratique de médecine thermale (*O. Doin.*)

1884. CAMPARDON. — Guide de thérapeutique aux eaux minérales. (*O. Doin.*)

Les deux Dictionnaires : Article Saint-Honoré.

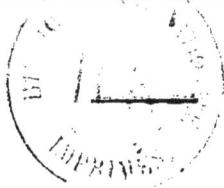

TABLE DES MATIÈRES.

Paris. -- A. Parent, imprimeur de la Faculté de médecine, ↑ Davy, successeur,
52, rue Madame et rue Monsieur-le-Prince, 1?.